你瘋了

Irre!

Wir behandeln die Falschen：Unser Problem sind die Normalen

廖家絨——譯
曼弗烈·呂茲——著
Manfred Lütz

臉譜書房 FS0033X

你瘋了

不正常很正常，「正常人」哪裡出問題？寫給自以為正常的現代人的「精神異常」說明書

Irre - Wir behandeln die Falschen: Unser Problem sind die Normalen - Eine heitere Seelenkunde

作　　者　曼弗烈・呂茲（Manfred Lütz）
譯　　者　廖家絨
編輯總監　劉麗真
初版編輯　賴昱廷
二版編輯　許舒涵
協力校訂　Rafael Knolle
行銷企畫　陳彩玉、陳紫晴、楊凱雯

發 行 人　凃玉雲
總 經 理　陳逸瑛
出　　版　臉譜出版
城邦文化事業股份有限公司
台北市中山區民生東路二段141號5樓
電話：886-2-25007696　傳真：886-2-25001952
發　　行　英屬蓋曼群島商家庭傳媒股份有限公司城邦分公司
台北市中山區民生東路二段141號11樓
客服服務專線：886-2-25007718；25007719
24小時傳真專線：886-2-25001990；25001991
服務時間：周一至周五上午09:30-12:00；下午13:30-17:00
畫撥帳號：19863813　戶名：書虫股份有限公司
讀者服務信箱：service@readingclub.com.tw
香港發行所　城邦（香港）出版集團有限公司
香港灣仔駱克道193號東超商業中心1樓
電話：852-25086231或25086217　傳真：852-25789337
E-mail : citehk@hknet.com
馬新發行所　城邦（馬新）出版集團【Cite (M) Sdn. Bhd. (458372U)】
11, Jalan 30D/146, Desa Tasik, Sungai Besi,
57000 Kuala Lumpur, Malaysia
電話：603-90563833　傳真：603-90562833
一版一刷　2014年01月
二版一刷　2021年02月

城邦讀書花園
www.cite.com.tw

ISBN 978-986-235-885-6

售價：300元
（本書如有缺頁、破損、倒裝，請寄回更換）

聲明

為了方便讀者閱讀，本書在通稱時採用男性的代名詞，盼女性讀者能夠諒解。伴侶治療師約克・威利（Jürg Willi）造了以下的句子：「如果一個男人或女人想要和他或她的伴侶同居，他或她將會搬去跟她或他一起住，住進她或他的房子。」明白地說，這個言語上的問題不可能有皆大歡喜的解決辦法。「我傾向使用簡單的表達方式，而不是雖然正確卻令人困惑的說法。」我同意這個觀點。

目次

第二部 為何治療？多少人該治療？精神病學與心理治療的荒唐與價值

第三部　一片光明的心理學：各類診斷與治療

前言

親愛的讀者！

一般人對精神科醫師最常有的偏見是：他們自己也不正常！幸好您眼前這本書的作者對於這點再同意不過。至少我們能夠確認的是，曼弗烈．呂茲（Manfred Lütz）並不正常，至於「正常」是不是病態的相反、異於常人的相反，亦或是全然不同的概念，這就得靠您在閱讀本書的過程中自己尋找答案了。作者是名盡心盡力的精神科醫師，而這正符合人們的需求。他的診所位於科隆機場附近，前往那裡的人將會發現，生命自有最佳的見解，因為高速公路的出口確實就叫「妄想」（Wahn）。

擔任醫師的藝術在於，盡量什麼都不做，只做必要的事，這點對於外科醫師和精神科醫師同樣適用。外科醫師得花兩年的時間學習如何進行一項手術，但要花二十年的時間才能夠判斷病患何時不需要動手術；精神科醫師也需要花多年的時間學習，何時不去處理一個舉止異於常人者。處理精神病患問題的人，有機會更加了解哪些部分依舊正常，而哪些才是真正的問題。作者在書中以風趣的方式和我們分享這些「瘋狂」的經驗。

如果我們知道一台「頭腦簡單」的電腦有多常當機，就不難想像為何心理疾病是最常見的疾病之一。這本書是一趟刺激且趣味橫生的探索之旅，帶領讀者前往迷人的心理世界。您可能會因此對舉止怪異的嬸嬸和異於常人的表哥另眼相待或有不同的評價，也可能對於自己將有不同的想法。

人腦是全世界最複雜的東西，但卻沒有使用手冊可供參照，人們多半自動地以錯誤的方式對待它。他們說：「我希望讓頭腦永久保持新鮮，因此我得盡量少用它。」錯了！頭腦跟肌肉一樣可以被訓練，請不要把它當成括約肌來看待。我們所做的每件事，都會改變我們的腦部結構。「靈魂將隨時間轉變為想法的顏色。」羅馬皇帝馬克．奧瑞爾（Marc Aurel）早在近兩千年前就曾經這麼說過。現在我們稱它為「神經可塑性」（Neuroplastizität），意即神經細胞在使用時會被重新形塑，而您在閱讀本書時也能動腦學習有關大腦的知識，請給它這個機會吧！

我們的大腦喜歡將事物清楚地分類，但世界卻無法單純地被畫分為生病或健康，左或右，對或錯。我們可以在三種不同的功能狀態中找到矛盾之處：夢中、精神失常或者大笑時。這三種狀態在書中都有提到，而大笑是其中最健康的一種。

醫學術語中有時也暗藏詩意，比方說「精神分裂」（Schizophrenie）字面上的意思是分裂的橫隔膜，因為希臘人認為靈魂位於橫隔膜中。這對身為喜劇演員的我來說，是個非常迷人的想像。大笑、靈魂和呼吸是合為一體的。亞里斯多德甚至認為，頭腦只是用來冷卻血液的工具，而如我們現今所知，這個道理在許多人的身上得到了印證。

自我懷疑是醫師的品質標記，所以我們最好別去問無所不知的萬事通。我想強調，即使我和呂茲對於某些事情的看法不盡相同，但他相當樂於接受建議，程度比正常人更勝一籌。我們的目標倒是一致：大笑讓生命更美好，此外希望大家能用幽默風趣且流暢的話語輕鬆討論嚴肅的話題。觀看悲劇時閉上一隻眼，喜劇於焉誕生。本書有時也閉了一隻眼，輕鬆帶過。希望許多讀者能睜開眼睛看見萊茵地區的古老智慧：「每個人都與眾不同。」

誠心祝福大家好運

伊卡特．赫希豪森博士

醫師、餐廳脫口秀演員及作家。著作包含《醫用德語》（*Arzt-Deutsch*）、《肝會隨著任務成長》（*Die Leber wächst mit ihren Aufgaben*）、《好運不單行》（*Glück kommt selten allein*），同時也是「幽默有益治療」（HUMOR HILFT HEILEN）基金會的創始人。

序

「瘋狂少見於個人，但對於團體、黨派、人民和時代來說，則是司空見慣。」

——尼采

精神科醫師或心理治療師看晚間新聞時，經常感到困擾。因為沒有人去醫治報導裡頭出現的那些興戰者、恐怖分子、殺人兇手和經濟犯、冷血的會計師和無恥的自大狂，這些人甚至被認為是完全正常的。我想起我每天接觸的病患：那些動人的失智病例、易受影響的成癮患者、高敏感的精神分裂症患者、駭人的憂鬱症病患和極端的躁症患者。有時我心裡不禁升起奇妙的懷疑：我們是否醫錯人了，瘋子不是問題所在，有問題的是正常人。

為了證明這個武斷的說法，只關心正常人的特殊之處是不夠的，我們必須認識瘋子。這對正常人來說確實不是件容易的事，因為過去我們將精神病患送進某個座落於綠色草坪上的機構，天真地認為新鮮空氣反正有益無害，直到大家發現大膽地將這些異於常人者從人類世界中摘除，只會讓他們變得更加異常，於是再度把他們匆匆地移回城市之中。但現在這些人住進由高度專業人士所主導的機構，則讓一般人以為，我們至少得在大學受過訓練，才能問一名精神分裂症患者車站在哪裡。在某些心理專業人士的四處誇耀下，那裡成為被「專業」遺棄之地，一般人對精神病患相當陌生，彷彿他們是從其他星球來的人一樣。

我們該怎麼做？闡明真相是股潮流，我們應當了解何謂過度正常，何謂正常無比的瘋狂，因此我在書中以淺顯易懂的方式描繪所有心理疾病以及當代學界所認可的治療方法。幾乎所有人都有奇怪的親戚，像是異於常人的嬸嬸或舉止怪異的舅舅，大家往往只以耳語談論他們。每個人的身邊也都有些鄰居，怪異到令人無法理解。在讀完本書後，您應該會更了解他們，這本書將改變您對待周遭人的方式。

只花二百二十四頁就講完整個精神病學和心理治療？別聽那些挑眉的人說，精神病學和心理治療的書籍一定很厚重且毫無幽默感！為了安全起見，我先請頂尖的專業人士讀過，寫過厚重的大部頭教科書的他們皆認為這本二百二十四頁的書已經完全足夠。在此我要特別感謝以下這些人所給予的重要建議：曾任職於居特斯洛（Gütersloh）的克勞斯・杜納（Klaus Dörner）教授、波昂（Bonn）的沃夫岡・邁爾（Wolfgang Maier）教授、雷姆沙伊德（Remscheid）的克勞斯・溫德蓋森（Klaus Windgassen）教授、杜賓根

（Tübingen）的馬丁・豪茲格（Martin Hautzinger）教授以及先前任職於吉森（Gießen）的克里斯汀・萊默（Christian Reimer）教授。此外我也要感謝多位專家、尤阿辛・布蘭登堡（Joachim Brandenburg）博士做為病患代表以及蘇珊・海姆（Susanne Heim）女士擔任病患家屬代理人，給予我的作品批評與指教。我特別由衷感謝赫希豪森博士（Eckart von Hirschhausen）替我撰寫風趣的前言，熱衷參與討論，並給予我非常多良好的建議。最後我也將本書交給一位我非常欽佩的屠夫讀過，他很在意所有的細節是否通俗易懂。能夠確定的是：當您讀過這本書，絕對有資格跟所有的瘋子聊天，在最糟的情況下，您也可以跟自己聊。

順道一提，這本書甚至也適合給精神科醫師的天敵——外科醫師閱讀。雖然外科醫師通常不太看書，因為書本不會流血，但他們會興致勃勃地研究使用手冊，而這正是一本針對異於常人者及所有想和他們一樣的人所設計的使用手冊。

基於告知義務，我必須警告大家：我一如往常地以幽默口吻描述主題，但這可能不合每個人的胃口。由於出版社不同意將玩笑以特別的方式註明，為了讀懂本書，西法倫東部的民眾必須詢問萊茵地區的親戚才行。我指的是整個西法倫東部，東法倫還過得去，西法倫對我們萊茵人來說已經是個問題，但西法倫東部——這就讓我們不知何去何從了。這正是經典的「雙重束縛」（Double-Bind，譯注：雙重束縛在心理學上意指同時獲得兩個以上彼此矛盾的訊息。作者在此也意指西法倫東部界於東、西法倫之間，處於令人不知如何是好的尷尬地位）從系統治療的角度而言，這可能導致精神分裂症、邊緣性人格疾患或更嚴重的心理疾病。但在這超乎尋常的地區生活的人看起來卻極其正常，即便我惡意羞辱依舊再度邀約我前往演講。事實上西法倫的人也是有幽默感的——只不過反應慢了一點。

人真的能以玩笑的方式談論精神病患嗎？我認為可以，因為幽默讓人事物得以用充滿愛意的方式進入生活。每個人都有幽默的權利，我從「橋樑與拐杖」（Brücke-Krücke，譯注：Brücke-Krücke位於波昂，由十四至二十七歲的年輕人所組成，旨在促進身障與非身障人士間的交流）這個團體學到這點。二十五年前我在波昂接觸到該團體，身障與非身障的青少年會在此共度時光。如果我在那兒的身障朋友非常愛開玩笑，那麼他也有權利讓別人幽他一默。如果有人認為，在歡慶之時我們只能以驚慌的嚴肅表情談論那些「可憐的精神病患」，便是將這些人排除在外，讓他們成為裝模作樣的社交情緒裡頭的某個物件罷了。但基本上我們尤其只能以玩笑的語氣談論「正常人」，因為平心而論，那些正常到接近病態的人（正常病患），多半都相當滑稽。

導讀

赫希豪森說：「肝會隨著任務成長。」這個道理難道不能應用在頭腦上嗎？餐廳脫口秀演員約根．貝克（Jürgen Becker）對此有不同的看法。他認為絛蟲在演化上相當先進，因為牠們廢除了頭腦。牠們以寄生的方式生活在腸道中，獲得極度充分的營養，此外還逍遙得很。頭腦對於那樣的生活完全是多餘的。相較之下我們人類卻有各式各樣的問題。我們最大的難題是得順利餵飽自己、有效地繁衍後代，同時還要享受人生。因此我們必須隨時拖著一顆腦袋來解決問題，但如果沒有這個多餘的奢侈器官，這些問題也就不會存在。

總而言之，如同哲學家阿爾諾德．蓋倫（Arnold Gehlen）在固定聚會上所寫的，相較於其他動物，我們是「有缺陷的生物」，因此需要得以解決我們缺陷的機構——大腦。我們剛出生時需要別人悉心照料，在生命接近尾聲時也是；而其間所經歷的短暫時光，則用來規畫如何照顧下一代以及即將離開的人。基本上我們通常都有殘缺，因此自古以來便奮力地與大腦搏鬥，為了看得更清楚而發明放大鏡，以助聽器輔助耳朵，以汽車代步前進，以衣服遮住我們毛髮不生的可笑肌膚。

這些努力想必沒有正面幫助，否則相較於其他動物，我們便不會更喜歡奇特的行為模式。生物學家米達斯．德克斯（Midas Dekkers）指出，例如運動是相當不合乎自然的：「沒有任何動物會運動，牠們可沒有這麼笨。」也沒有任何哺乳類動物會長期地彼此殺害，而這絕對跟我們單純由肌肉包覆而成的心沒有任何關係。精神科醫師湯瑪斯．弗斯（Thomas Fuchs）說，在文明地區彼此殘殺的傾向反而更加嚴重。局勢相當危急，在真正的世界法庭上情況對我們相當不利。人們得擔心，由於可經證實的瘋狂行為及對外來者的激烈威脅，全人類都得住進精神病院不可。

但在討論這件事情時難道不應該考慮，既然人性如此瘋狂，那些被稱為瘋子的人必定是達到某種瘋狂的程度而超越了所有的界限？奇怪的是，情況並非如此。當社會上有某個精神病患犯下嚴重罪行時，我偶爾會為此接受電視訪問。在我針對單一案例給予適當關注之後，總會接著點出，由統計數據看來，精神病患的犯罪案例比正常人還少。我的結論是：「去照顧正常人吧！」

我如何得出這樣的結論？基本上患有精神疾患的人，多半不會隨著社會上「正常無比的瘋狂」而起舞，相較之下他們高度個人化的瘋狂有時根本無足輕重。沒錯，精神疾患甚至可以是某種特殊技能。如果拋開所有偏見，精神病患也只不過是異於常人罷了！

大部分的人受這些異於常人的特質所苦。醫師們設想到這點，所以設立了精神病院，同時開始發展治療方法，目的是為了減輕他們的痛苦並且讓異於常人者得以恢復正常。然而正常一定是項優點嗎？不管怎麼說，當代治療師發現，將精神疾患視為某種得快速剷除的缺陷是毫無道理的，因為這些問題往往甚至只需要一些厲害的小訣竅就能解決。而「壞的那一面有哪些優點？」《如何變得不快樂》（*Anleitung zum Unglücklichsein*）一書作者，奧地利及美國心理治療師暨暢銷作家保羅・瓦茲拉威克（Paul Watzlawick）曾經這麼問。他因此創立了資源導向的心理治療支派，致力於關注過去自認為擁有一堆麻煩的人具備哪些能力。療法創始大師史提夫・狄・世沙（Steve de Shazer）補充說：「解決的辦法和問題本身毫無關係。」此外他也同意應將大部分的注意力放在病患被隱藏或被遺忘的能力上。只有當病患意識到自己的能力，它才可能再度發揮功用，而這就足以讓我們找到好的解決辦法了。

相較之下，正常人不需要被重新檢視，因為他們武裝得過度嚴密或過著無聊的舒適生活，所以沒有機會挑戰極限。正常也可能意味著擁有悲劇性的命運，為了報復而發動戰爭，搶劫、謀殺或者詐欺，好為生活增添刺激感，否則便沒有機會體驗這樣的生活。有時他們也只是裝瘋而已。奧黛麗・赫本在電影《第凡內早餐》裡頭說：「如果能一直被當成瘋子，是件相當方便的事。」

第一部

問題在於正常人

第一章　瘋狂

精神科醫師會在某些病症中發現瘋狂，但一般人在提及這個詞時，指的多半並非疾病，而是「正常無比的瘋狂」，是大眾媒體在全國上下報導的那些常見的怪異之處。這些正常無比的瘋狂所帶來的後果，比您家隔壁罹患精神分裂症的鄰居所說出的無害話語要更具災難性的多。這些公諸於世的「正常無比的瘋狂」提出最終證據，證實本書令人不安的宗旨——我們的問題在於正常人！

1.正常無比的瘋子：希特勒、史達林與腦研究

希特勒瘋了嗎？對許多人來說，這個問題的答案很簡單。進行如此大規模屠殺的殺人犯一定是瘋了！可以確定的是，發動世界大戰以及屠殺人民鐵定不是正常行為。但這樣算有病嗎？絕對不是！如果真是如此，希特勒甚至可能被認定為無犯罪能力。至今已知的精神科醫師之中，只有之後任教於海德堡大學的卡爾．威爾曼斯（Karl Wilmanns）

曾經近距離見過希特勒，但就算未貼身謀面，也沒有任何精神科醫師證明過希特勒無犯罪能力。他確實擁有猛獸般的形象，帶著極端的仇恨、激進及毀滅的欲望，但他並沒有病。聲稱希特勒生病只不過是淡化與這個名字有關的那場可怕的歷史災難而已。若是如此，人們會讓希特勒接受妥善的心理治療，而整個問題也會有所善終。只要給予這位罹患精神疾患的慕尼黑畫家（編按：一九一三年希特勒曾搬到慕尼黑以賣畫維生，追求藝術成就挫敗後，他才投身政治之中）一點藥物和能受到照護的住所，以及最重要的工作療法，便能阻止數百萬人喪命。這個說法簡直是胡扯，希特勒不僅沒有病，還正常得很。他正常到擁有超凡的本領，能恰到好處地迎合一般人，說出他們想聽的話，還能說到別人的心坎裡去。尤阿辛・費斯特（Joachim Fest）在他的經典著作《希特勒傳記》中談到，要想定義一個人是否為歷史上的重要人物，端看他是否能總結一個時代的想法和感受。而他得出以下令人震驚的結論：希特勒這號人物絕對不可能被否定，因為當時社會上確實擁有粗暴溝通的需求，而他受人歡迎的辭令也讓他享有成功，人們擁戴他、被他所利用，而後延伸至整個國家，讓全世界捲入戰爭。一個精神病患就某種程度而言不可能擁有超過三十年的精力從事如此耗費心神的事情。對於希特勒及他的共犯所幹下的壞事，他們難辭其咎。希特勒並沒有生病，反而很正常，而這正是這些人可怕的地方。戰爭永遠不會由精神病患所發起，因為這需要長時間的專心一致。如果希特勒患有精神病，便不可能犯下這些罪行。

曾經為教士候選人的史達林也可能被認為是精神病患，主因是這位前獨裁者對他人的猜忌已經到了病態的程度，也讓無數人因此喪命。那些擁有被跟蹤妄想症而四處無理指揮的人，沒多久便不會有人跟隨。對獨裁者來說，對他人某種程度的不信任感幾乎是不可或缺的條件。數百萬名死者是史達林正常無比的瘋狂底下的犧牲品，當中一定也有真正能威脅到他領導地位的人。沒有被他殺害的反對者在見證大屠殺後，一定也深切地考慮過，自己是否真的需要冒著丟掉腦袋的風險。沒有任何證據指出，史達林罹患過精神疾病；相反地，史達林因其強勢的犯罪表現，鞏固了統治地位。而如果獨裁者變得年老體衰，對反對者的系統壓制隨之消滅，他們往往也會因此丟掉權位。波斯沙皇、埃里希・何內克（Erich Honecker，譯注：前東德最後一位共黨領導者）和剛果獨裁者蒙博托（Mobutu）都能佐證這個說法。

不同於希特勒或史達林，真正的瘋子會站在萬納艾克爾（Wanne-Eickel，譯注：萬納艾克爾位於德國的魯爾區北部）的十字路口，聲稱自己是全世界最棒的人。他在地方上的精神病院接受短期治療後，問題很快就能解決，他也能繼續執行文書相關的工作；但如果是金正日站在北韓首都平壤的廣場上大喊同樣的話，他必定會被無數歡呼的支持者包圍，此外這個問題也無法靠心理治療來解決，因為這個人很正常，至少他沒病。如果我們看他那舉止極度異常的兒子，或許會猜想這般瘋狂是否具有遺傳性。他以極為殘忍的手段和令各國摸不透的方式，管理這座全世界最大的監獄。至於毛澤東本人也和他在公開場合喜好展現的「慈祥舅舅」形象相差甚遠，這點眾所周知，事實上他是個極端自我中心且殘酷成性的縱欲者，他所殘害的人命大概稱得上是人類史上最多，但以上這些異於常人的特質卻從未達到需要治療或能被治療的標準。

如果要列舉當代正常無比的瘋子，有海珊、賓拉登等恐怖分子，還有羅騰堡的食人魔阿明．麥維斯（Armin Meiwes），他甚至還吸引到好萊塢片商的注意。然而海珊得以控制一個大國多年；賓拉登曾經長期躲避美國人的追捕，並維持恐怖分子的網絡不受侵害；而麥維斯顯然為自己策畫了一場最佳饗宴。這些都不是病症，而是無恥，它無法被治療，我們只能鄙視與譴責。

最近腦科學家試圖減輕在正常無比的瘋狂中，惱人陰暗面所伴隨而來的責任。腦科學家格哈德．羅斯（Gerhard Roth）和藹地宣布，這一切都不是我們的錯。他支持廢除刑罰並讓罪犯住進改造機構。多棒的想法！這不是我們作的主，而是我們的腦袋，因此我們可被證實無罪。如果因為前腦的神經傳導物質興風作浪，導致道德觀被混淆，我該為此負責嗎？羅斯和其腦研究團隊的想法並不新穎，這個論點至今已有兩百九十年的歷史。托蘭（Toland）在一七二〇年就已信誓旦旦地提出人腦如同機器，會根據自身的規則產生想法，當時的人已經開化到能夠辨別這個謬論。人當然不能在沒有鋼琴的情況下彈奏鋼琴奏鳴曲，而如果不敲擊琴鍵，的確便不會發出任何聲音；但是如果沒有貝多芬等人的偉大點子，或者像小女這樣的鋼琴演奏家，便不會有鋼琴奏鳴曲的出現。當然我們的所有想法都跟腦內的物質變化有關，甚至想法被說出來或被釐清之前，在期待某個想法出現時，便已出現可被量測的神經傳導反應。如果把鋼琴跟作曲家或演奏家搞混，就跟在餐廳裡將菜單和菜餚搞混而大啃紙板的顧客一樣荒謬。哲學上稱此為範疇錯誤（Kategorienfehler）。過去人們還能為此大開玩笑，現今在神聖殿堂之上，許多看似祕教教徒的腦科學家已經不再敢大聲談論或開此玩笑，更別提直接反駁這個近乎極端無理的論調。我們需要像尤爾根・哈伯馬斯（Jürgen Habermas）這樣的哲學家來揭穿這場騙局並提出警告，如此輕率的言論只會摧毀自由社會的秩序。

但該理論的魅力何在？它減輕了我們的負擔！它讓正常人不再需要為每天所做的「正常無比的瘋狂事」承擔日漸重大的責任。「抱歉，這並非我們的決定，過去所發生的事情也不是！一切都是神經傳導物質！所有的戰爭、饑荒與人類和大自然的剝削都不是我們的錯，我們不需要為一切人類的恥辱負責，是神經傳導物質玷汙了我們。」只要這麼說，我們就能夠輕鬆地為自己脫罪。基本上根本就沒有我們，無論如何都不是我們的錯，我們也因此能在「學術上」取得豁免權，不經意地降落於一塊超越好壞的領土。在那裡我們感覺良好，享受著假期和下一個派對，只有當我們生了點小病，或甚至罹患不治之症時，才得考慮別人的神經傳導物是否會認為，這一切其實一點也不有趣。此外，適度的社會參與有助於促進自身幸福，並且順道一提，它還有益於演化，它點出人類之所以不同於其他動物的獨特面。但別舉一反三過了頭，如果人類能夠登上月球，那我們也能透過人道手段避免長期看護。痛苦代表神經傳導物質陷於混亂的緊急狀態，它適用於患者本身、在照護過程中受苦的幫手，以及寧願資助月球漫步也不要花錢買防褥瘡床墊的社會。德克斯將那些常見且令人汗流浹背的健身中心稱為「成人的月球漫步」。瑞典小說家妮妮．霍克維斯（Ninni Holmqvist）在其小說《單位》（*Enhet*）中描繪了不久後的社會，所有超過五十歲且未生兒育女的人，將在國會決議後的某個時間點移居至一處設備豪華的區域。在那裡他們必須提供器官移植，並且短時間內在愉快的氣氛中離開人世。那些最終希望讓最多人擁有極致幸福的人，應該對此無可挑剔。神經傳導物質正微笑著。

現今正常無比的瘋狂不再出現於令人聞之喪膽的人物，如希特勒、史達林或毛澤東等人身上，正常無比的瘋狂已經滲透至與生死無關的理論，毒素由此悄悄侵占整個社會。順道一提，親愛的讀者，正在閱讀的您也可能已經變得不再清新。您缺乏某種快樂、活力和對未來社會全心奉獻的態度。您不會是認真地為了讓自己悲慘地存活而拉低社會的幸福指數吧？您知道嗎？一切都有個「緊急出口」，對您來說也是……。

2.過度正常：整齊畫一的立正

世界上不只有正常無比的瘋子，還有極端的正常人。有種人無聊到你即使在火車上和他面對面坐了幾小時，也依然對他毫無印象。這些社會上灰色老鼠的座右銘是：千萬別引人注目！他們在學校的成績中上，看起來像書呆子，但不會出色到足以讓同學感受到威脅；青少年時期他們會偷偷在老師的座位上黏口香糖，卻不告訴任何人，好讓自己不被逮到；他們在當地的洗衣店找到自己生命的另一半，因為保持清潔比什麼都還重要；他們將成為財務管理部門的會計，明明不需要卻仍戴上袖套，只為了不引人注意；他們的服裝總是依循那些時髦男士的規則：「當事後沒有人想起他穿了什麼，就代表他的衣著很得體。」就連想法也隨時緊跟潮流——帶有一點批判性，但不會過多；他們會不引人注目地死於心臟病，就像他們多數的朋友一樣，而墓碑上寫著：「他生前活得平淡無奇，死去則因該事乃人之常情。」這讓他們連死後都合乎平庸。這些人絕不會有機會被送進精神病院，他們在任何精神測驗中都會被認為完全正常。從表面看來，我們不總是能夠確定他們是否還活著，如果是的話，怎麼活的？或許他們真的以某種方式活在世上，只是我們沒有察覺到罷了。

我們不希望鄙視那些極度正常的人，他們可是社會的接合劑，是交通規則存在的必要條件，也是所有統計學家開心的泉源，因為統計學家最討厭統計學上的例外。這些人是一張識別證，讓所有異於常人者感到自己很特別。

然而這些正常人還有一個問題——他們看其他人不順眼。他們討厭所有五顏六色、尖銳、大聲吵鬧的人。毫無規矩的混亂，比方說胡亂停車、超速或在高速公路上長時間開在左側車道的人，都會讓他們暴跳如雷。他們絕不會想跟這樣的人打交道，不過一旦河水潰堤，原本的好公民也會暴怒，咆哮以對。心理治療師瓦茲拉威克在有名的鐵鎚故事中，點出這種生活的累人之處：有個男人希望在牆上掛一幅畫，發現他沒有鐵槌，因此考慮是否該跟鄰居借。但他心想：「這個舉止奇特的鄰居總是很沉默寡言，或許他很自大、高傲又自我中心，甚至還可能怪異到即使有鐵槌也不願意借給我。實在令人難以相信，竟然有人如此惡劣，真無恥！」帶著這樣的想法，他去按了陌生鄰居家的門鈴，漲紅著臉對不明就裡的鄰居咆哮：「鐵鎚你留著自己用吧！」

極度正常的人雖然正常，卻也可能有出人意表的時候。最近出現一個例子：有名男子總是因為一些小事和鄰居起衝突，而有一天他在某個小花園裡打死了鄰居一家三口。一切事實都指出，這位男子過去相當正常。

那些不敢見血，因此不想將鄰居毆打致死的人，現在還可以將鄰居逼瘋。在這個「政治正確」的時代，頸手枷再度派上用場。中古世紀的頸手枷囚犯在廣場上讓觀眾圍觀行刑的經過，並附有塊寫上他們罪行的牌子。現今人們認為這公然違反了人道尊嚴，然而媒體的誤導，使人們不覺得讓別人成為笑柄或鄙視的對象有任何問題。中世紀的頸手枷囚犯得承受數小時的羞辱，而在政治正確底下的犧牲者卻得終其一生受害，而且傷害還無所不在。網路媒體導致他們的名聲公開受到詆毀，並塑造了幾近永恆的性格形象。人們因此認為，人類天生便對「審訊他人」有著難以滿足的深層需求。因為現今教會等機構不再介入，我們便將審訊民主化。每個人都可以任意將他人描繪成狡猾的壞蛋、可憎的惡魔或難以馴化的異教徒。新的研究指出，真正規範嚴格的宗教法庭比它們醜陋的惡名所指稱的要保守得多；宗教法庭多半認為，替眾怒底下的犧牲者平反是他們的責任。過去獵殺女巫只發生在宗教法庭失效的地區，意即不在西班牙，而在德國；但現在卻沒有法庭能為因政治正確之名而受害的人辯護。所有過度正常的人都冷血地堅持，每一個……確實是「任何一個」人云亦云的人，所說的話都合乎常理，而其中的標準，則由他們自己決定。

這也難怪所有不守常規的人會被正常人視為討厭鬼了。確實，一隻小灰鼠不會打破規則向上級提出抗議，因此所有對上位者無處發洩的怒氣，便轉化為對下屬的攻擊。對上級低頭並轉身踐踏在下位者，這是過度正常的人相當擅長的事，他們視之為理所當然，因為他們認為，這不就是整體社會能繼續運作的原因嗎？不就是他們的納稅金支付了每筆帳單，因他們的百依百順而確保了安全與富裕？他們因此敵視社會上的外國人、身障人士或失敗者，雖然只用言語攻擊，字句卻如同子彈般犀利。他們可不是隨便說說，他們會先仔細檢查對方的想法是否也屬正常，而後在宜人的氣氛下談論和自己同樣正常的人，以及他們都是如何正常地思考。外國人應該回到自己的祖國，失敗者都是活該，反正生命必是汗淚交織。至於身障人士，如今已有精良的檢驗方式能避免生下有缺陷的寶寶：「現在我們不需要這些人了吧……。」

過度正常的圈子裡充滿死氣沉沉且目光狹隘的氣氛，古雅典想必也是如此。錫諾普（Sinope）的第歐根尼（Diogenes）大白天裡提著燈籠在雅典四處遊走，沿途經過當時的正常人身邊，當別人問他在做什麼，他回答：「我在找一個『人』。」顯然各個時代都有正常無比的人，他們來自社會各個階層，甚至包括醫師在內。安樂死運動絕對不是納粹創立的，而是醫師……而且還是由精神科醫師帶頭推動。一九二〇年，當時希特勒正崛起，知名的精神科醫師侯賀（Hoche）和立場堅定的秉丁（Binding）提倡讓「不具生命價值的生命」得到「善終」，讓不正常的人不拖累正常人的社會。我們認為當醫師在病症中看見缺陷時，試圖將它移除是件令人愉悅的事；但如果他們從功利的角度看待這個世界，將變得毫無人性。這種觀點呼應了納粹主義，在社會上快速蔓延。而上世紀五〇年代和克里克（Crick）共同發現雙股螺旋結構的諾貝爾獎得主華生（Watson），曾難以置信地鄭重提出，智能不足者如果生下孩子，應該被徵收更高的稅，因為他們會為社會帶來不必要的負擔。直到很久之後，當他提出黑人智商可能偏低的言論時，政治正確才發揮其影響力。基於眾所皆知的歷史因素，我們已經不提「種族」這個字眼了，得換個說法。我們可以說外來人口，而「外化」（Überfremdung）也已成為從極左到極右派的正常人士都能琅琅上口的詞彙了。

正常無比的人遍布於所有文化中。在土耳其某些地方，如果一名父親向女兒逼婚，並在女兒反抗時將她殺死，同時卻做出違背婚姻忠貞的事，他不會被認為是精神病患。而現今在西西里的特定地區，依然普遍奉行著黑手黨的緘默法則（Omertà，編按：黑手黨的規矩，無論發生什麼事都不能向警方告密）。這點很適合過度正常的人，因為基本上他們不太喜歡聊天，至少不是在公開場合。

當然這些不願意說話的人也可能變得怪裡怪氣。他們雖然不出聲，卻到處跟在別人的屁股後面。一個法國戰後的說法指出，幾乎所有的法國人都反對希特勒和他的部屬以及過去的貝當將軍（Marschall Petain）；但在一九七〇年代初期，法國出現一部研究透徹的教育影片，稍微修正了這個情況。影片當中可以看到貝當在一九四四年駕車穿越當時被德國占領的巴黎時，街道和廣場上塞滿了黑壓壓的人群。「整個巴黎都在為這名凡爾登（Verdun）鬥士歡呼。」兩百萬人在騷動，就像勝利遊行一般。四個月後出現同樣的畫面，不過對象是他的死對頭戴高樂將軍，他在解放之後駕車穿越巴黎，現場仍有兩百萬人騷動。「整個巴黎都為了解放而歡呼。」之後出現的評論是：「巴黎當時有兩百萬居民，而這兩百萬人必定是同一批人才對。」

就連在德國，正常人的本質也相當多變。具有雙重道德標準的記者韋納．霍佛（Werner Höfer）在戰後的經典節目《晨間小酌》（*Frühschoppen*）中歡慶新民主底下正常的民主思維。他最後必定見風轉舵了，因為他也曾經認為納粹相當正常，並對納粹核心成員給出一般的評論。喬治．歐威爾（George Orwell）在他具前瞻性的小說《一九八四》中描繪了人群的壓制力量，以及在一群人中倚靠個人力量逃脫的困難度。正常人喜歡在人群中鼓掌，他們也對希特勒、史達林、毛澤東和金正日歡呼。這讓他們不再是灰色，而成為棕色（譯注：棕色為納粹的代表色）、紅色或某種單一顏色。這些正常人就像數千個複製人一般，站在任何一名粗暴且「正常無比的瘋狂」的代表人物面前，會感到自在。因為如此一來他們便能鄙視那些平常老是瞧不起平庸的人，覺得自己所屬的這群平凡人聲勢浩大，超越所有不正常的彩色族類。而當這群正常人中出現令人鬆一口氣的輕聲低語，常規將會變得更理所當然。

大家會語帶幽默地指稱那些極度正常到病態程度的人為正常病患（Normopath），至少他們為周遭的人帶來了困擾。不過僅僅是這些玩笑話，便可能暗藏危機，因為幽默對固執的正常病患來說，是一項極為陌生的挑戰。他們難以放鬆，也不夠率性。他們偶爾會坐在喜劇秀的現場，跟著所有的人大笑。他們不需要了解笑點，大夥兒意見一致的氣氛足以使他們感到自在，即使他們離開現場之後的生活仍舊一如往常嚴肅。對這些人來說，重要的是一切都得「正確」，而那些從不違規停車的人，基本上不太會有興致高昂的時候。「愚蠢」對他們來說，是一句災難性的髒話。

第二章　愚蠢

愚蠢可以是件愉悅的事，萊茵嘉年華會慶祝的就是愚蠢。成年人會像孩子一般嬉鬧，而他們喜歡這樣。暫時忘記日常生活的秩序，住在成人心中的小孩可以跟所有孩子一樣盡情笑鬧，人人得以從另一個角度觀看生命。孩子不花錢買戲服扮裝，他們穿上被丟棄卻完全不合身的正常衣服。戴上父親的草帽，穿上外婆的睡裙後，我只需要在臉上塗抹些欲蓋彌彰的修正，就可以加入這場混戰。人們瘋狂地嬉戲，並且樂在其中。有些人聲稱，萊茵人只在被稱為「第五季節」的嘉年華展現真正的自我，其餘時間便偽裝自己，假扮成正常人的樣子。

類似的情景我也在威尼斯的嘉年華會體驗過。這個完全不同、充滿藝術氣息的創意嘉年華會讓威尼斯成為一座舞台，義大利人在充滿幻想的扮裝中飾演自己和他人。就連在那裡我也懷疑，義大利人是否只在嘉年華會上忘我地展現真實的自己，而其餘時刻仍然演出那些被撰寫好的角色？我彷彿經歷了不同「教宗」突然遇上大批追隨者，在街上即興演出喜劇的過程。城市廣場上展示著散發異國風情的面具，長達數小時的時間裡，沒有任何事情是嚴肅的，一切充滿歡愉，不過還不到好笑的地步。倒是有幾個被放逐的萊茵人，戴著制式的嘉年華帽子，僵硬地踏步穿越周遭的多彩繽紛，但他們的喜感也不是自願的。

每一場戲劇演出都漫無目的，卻意義非凡。它鼓舞了精神，激發我們的幻想與想像力。透過事件的發生填滿生命中無法重來的時刻，帶領草地上的觀眾進行一趟心靈之旅。每場奇幻的遊戲或戲劇演出，都讓我們跳脫平凡生活的侷限。

世界上有些想像力豐富的人會假裝愚蠢，他們試圖以此方式，僅只於嘗試，像某種放鬆練習一般地跳脫常軌；但不幸的是，也有人希望自己能成為愚蠢的化身，這就一點也不好笑，不輕鬆有趣了。相反地，一切將變得嚴肅至極。這種情況現今比比皆是，正常無比的愚蠢像瘟疫一般蔓延。

1.正常無比的愚蠢：「泰坦神」、希爾頓千金與事物的本質

狄特．波荷倫（Dieter Bohlen）是位「天賦異稟」的音樂家，喜歡自稱為「流行樂中的泰坦神」。幾乎沒有人能像他一樣，讓媒體繞著打轉。數年前他出版以描述他下半身活動為主題的自傳，還榮登過暢銷排行榜。他在所謂的選秀節目中光鮮亮麗地現身於

觀眾面前，他在意的是哪些刻薄話語從自己才華洋溢的大腦中流洩而出，還認為能有機會上電視將別人批評得體無完膚，是他存在於地球的最高榮耀。波荷倫以犀利的話語殘酷地攻擊他人，並輕鬆賺進大把鈔票。不過至少他不會在街頭打擾別人，而且活在以自己為唯一完美樣本的世界也不感到無聊，畢竟他只對自己感興趣。波荷倫的祕密為何？他將自己當成商品一般包裝；如此一來，便跳脫了人們認為困難的關係障礙，將此轉化為勢不可擋的行銷小技巧。總之，他的潛力其實來自一個極為悲慘的事實——他和女人的關係只能維持幾年。之後這位泰坦神要不是在伴侶的心目中矮化為不再令人感到驚豔的正常人，因此不再視他為獨一無二的泰坦神，要不就是他的另一半因為某些重大發現而大幅轉變，或者發生了其他災難。無論如何，波荷倫都必須在短時間內改變，他會定期將戲劇性的收場告訴小報雜誌，不久後就會出現「新人選」，並且再次於媒體曝光。新歡多半與前幾任舊愛長相相似，如果不像的話，大概也得趕緊整容。波荷倫會因此覺得滿意，並詳盡地向大家報告細節，直到一切再度畫上休止符。此外，為了讓這些實境肥皂劇顯得更具戲劇性，還得改變事件發生的順序。看來他會先讓新歡在八卦媒體上曝光，之後再跟舊愛分手。雖然這對前女友來說相當不幸，但至少在波荷倫宣布分手時，她能獲得大篇幅的報導。很少人會心生同情，因為任何具有行為能力的女人都知道，跟泰坦神在一起的下場會是如何。

我的男性病患當中，沒有人像波荷倫這麼瘋狂，女病患中也沒有人像他的玩伴如此天真無知。不過整件事離譜的地方在於，波荷倫或他的新歡舊愛都沒有機會進精神病院接受治療。波荷倫享受著「徹底」的身心健康，甚至極端到想去對抗它。親愛的讀者：波荷倫很正常。還有誰想反駁「我們的問題不在於精神病患」這項論點？這個正常無比的愚蠢例子更加指明了：我們的問題在於正常人。

波荷倫並非特例，他也非第一人。在他之前還有鈞特．薩克斯（Gunter Sachs）。他在經濟起飛的年代證明了一點：花錢不需要用腦袋。他的職業是繼承人，而他也公開地全心投入這項志業。根據記載，他未曾發表過任何稱得上接近機智的言論。在我們那個年代，鮑里斯．貝克（Boris Becker）證明了他右手和雙腳之間驚人的協調性。因為這項能力讓他以網球選手的身分賺進大筆鈔票，這點我們無話可說；但如果人們以為，讓特定肌肉群彼此有效地協調，就代表擁有聰明的人生智慧，這個推論就太離譜了。人們不完全清楚，是否該將創造這些「正常無比的愚蠢」的責任怪罪於老是將問題引導到錯誤事情上的人，或者該怪罪於不拒絕任何照相機和麥克風的貝克本身。不管是薩克斯或貝克的例子都無法透過精神治療獲得改善，因為決定性的首要條件是：他們沒有生病；相反地，他們正常到令人難以置信。

在美國有個相似的例子——派瑞絲．希爾頓（Paris Hilton），這名富有的飯店繼承人決定將自己的生活曝露在鎂光燈下。似乎所有蠢事她都幹過，最近她的不當行為讓她獲判社會服務。超級名模娜歐蜜．坎貝爾（Naomi Campbell）也在將電話和玻璃杯扔向傭人時引起了社會的關注，她在媒體的高度注視下從事了數小時的社會清潔服務，也成了民眾的笑柄。人們應該覺得這瘋狂至極，但這些自戀的明星沒有生病，顯然自戀傾向並未讓他們受苦，反而成為他們賺錢的工具。他們建立自我中心的典範，雖然長遠來說毀掉了社會標準，但他們並不在意。因為他們日復一日創造出的「正常無比的愚蠢」一路長銷。我的女病患中沒有人像這些「跑趴女王」一樣愚蠢、秀逗。即使如此，希爾頓女士和坎貝爾女士離需要治療的標準還遠得很，她們的一切都很正常！

同時正常無比的愚蠢也發展出一種獨特的專業領域，這個行業被稱為喜劇。令人極度厭煩的笑話會在電視上出現，伴隨著罐頭音效而非現場鼓掌。喜劇和幽默一點關係也沒有，喜劇期待的是群體反應，任何跟性器官有關但空洞乏味的聯想，都會讓觀眾爆笑不已，內容程度大約介於幼稚園大班和青少年初期之間。愚蠢的搞笑人物上氣不接下氣地跑過很像小孩慶生會的布景前，中腦患者不由自主的大笑，在這場悲慘的折磨中，幾乎變成是某種福氣，一位迷人的躁症患者，都能說出比這些怪異的垃圾話要精采許多的笑話。正常無比的愚蠢喜劇強力侵蝕人的良好品味，但這無法被醫治。不幸的是，這些正常無比的愚蠢相當正常。

神祕學曾經是閒著沒事幹的無聊女士們茶餘飯後的話題，人們不怎麼認真地看待星座這項大眾娛樂。當然也沒有人真的將這些無稽之談看得太嚴肅，不過當科學家漢斯・艾森克（Hans Jürgen Eysenck）等人在八〇年代證實占星學和其他愚蠢的想法站不住腳時，頭腦簡單的人相信這一切的危機已經來臨。為時已晚，不理性的潮流勢不可擋，正常人已為自己建立了這個話題。人們帶著一絲不苟的精神陷入這個世界的黑暗謎團，但可笑的是，這些謎團絕對能被破解。正常人猜測……喔不，是「知道」平凡的石頭中存在超乎想像的能量，而這些能量正是他們自身缺乏的。他們拿著尋水棒跑過難以行走的土地，就為了尋找水脈；他們對不知名飛行物體以及裡頭有高智商生物存在這件事深信不疑。然而他們必須問的問題是，這些生物到底會對看似愚蠢卻令人嘖嘖稱奇的人類產生怎樣的興趣？許多人將這些神祕的低語與一種極度美好的感覺相連結——他們終於比平凡普通的鄰居知道更多事情。此外，人們也希望在短暫的生命中不錯過任何事物。在教育不足的情況下，充足的零碎資訊帶來這個怪異的想法——透過任意的神祕知識，人們可以倉促地領略事物的核心。蘇格拉底或許會因為這些普遍且確實存在的正常愚蠢而露出帶有嘲諷意味的微笑，佛陀應該會溫和地笑，而馬丁路德則會生氣到漲紅了臉吧！

如同古典時期晚期的人所言：「什麼都不相信的人，意謂著相信一切。」恐慌再度來臨。為了不犯錯，經驗老到的學者以擺錘來決定他們到底該做些什麼，或者去問算命師或諮詢眼前的牌卡；人們輕鬆地和另一個世界的人對話，彷彿他們就坐在對桌，還認為這正常得很。但在轉角的精神病院，病患若再一次出現幻聽，就得去領藥。為了避免誤會——基於任何愚蠢的理由，和夥伴共同強迫另一個世界的人與我們對話並非一種病症，這僅是愚蠢，正常無比的愚蠢。

一個極為正常且和善的企業家曾經跟我說，他和妻子在岳母去世後，在陶努斯山（Taunus）上找到一種能和死者溝通的「媒介」。為了對抗緊迫逼人的死亡恐懼，人們不僅全心奉獻於無所不在的健康信仰，盼望有機會透過自覺的保健行為騙過死神的雙眼；此外為了避免功虧一簣，他們還相信輪迴。世上的智者絕少達成共識，不過有件事情大家倒是有志一同：永生代表著地獄。如果我們再次實際想像輪迴的愉悅——得再次經歷惱人的嬰兒時期，忍受不間斷卻理由充分的大哭、痛苦的青春痘問題以及所有其他人生當中的危險——這些事情的確讓人在生命即將走到盡頭時，能更加坦然。如果有人認真期盼自己能夠重生，得讓人檢查一下他的精神狀態才行。不幸的是，精神病學並不接受這樣的案例，在此人們也必須想像最壞的情況：醫治是完全不可能的，因為一切都很正常！

古典時期荒謬的祕教，現在成了神祕學的領域。對比於這些難以想像、卻仍有人相信的無稽之談，發病期間的精神分裂症患者可謂是理性的所在。因為這一切比一個人偶爾出現精神分裂的想法，以為鄰居用雷射光騷擾他，要更痛苦得多，不過神祕學的粉絲們並不介意。現在他們確信自己看見事物更深層的意義，如果一切越複雜、越難理解，他們就會越驚嘆並且深信不疑。然而比較複雜的廢話還是廢話。神祕學人士持續花大量時間研究使人陶醉又神祕難解的……廢話。人們喜歡說這是因為他們低能的緣故，但在精神病學上卻非如此，這些神祕學怪胎的智商正常得很。神祕學的愚蠢並非低能而是正常無比的愚蠢，對此人們不能隨意開玩笑，因為這是一個毫無幽默感的領域。

2.愚蠢的正常人：公社的假平等與上流社會奇觀

數百年來人們認為傳統的指標即是常規，它的權力來自於不受質疑且令人信賴的合法性。在此基礎上，人們相信社會可以在安全的軌道上持續發展。希臘悲劇的基礎建立於傳統規範和統治者的自由意志之間糾結無解的紛爭，古希臘劇作家索福克勒斯（Sophokles）所寫的安提戈涅（Antigone）這個角色至今仍深深影響著當代。她冒著生命危險，基於道義將兄長埋葬。倫理是社會上認可常規的集合，在古希臘已面臨到如果雙親過世，孩子有義務埋葬他們的議題；但在某些地區，孩子基於孝道，必須在雙親死後將他們吃掉。何謂正常、孰好孰壞，只有在熟悉某個特定社會的倫理之後才能判定。

關於倫理，人們不需要深思熟慮，我們生活在其中，並且實踐它們。希臘的孩子必須埋葬雙親，這個行為並非來自理論上的考量，而是因為他們認為這麼做是恰當的。過去只有在某些學術殿堂內才能取得對遙遠地區罕見習俗的認識，現在一切都不同了。探索新大陸、殖民和反殖民讓一切朝全球化的方向前進。身為現代人的我們突然之間不再知道自己在某個時間、某個地點該做哪些事。我們可以在任意時刻接觸所有年代和來自世界各地的人，了解彼此迥異的各項規範，以及合理的範疇及原因。確實，這個洞見能輕鬆地將我們從意圖指引方向的狹隘常規中解放出來。因為即使沒有這些碰巧形塑我們的特殊常規，其他地方的人還是可以過著幸福的生活。

解放的代價換來了更深的不安全感。如果每個常規都具有同等效力，它們難道不也同樣無效？「認可的標準在於喜歡與否。」是歌德劇作主人翁托爾夸托・塔索（Torquato Tasso）的座右銘。然而在日常生活中，這樣的解放行不通。如果任何事情都不需要經過質疑就被認可，壓力便會形成。同樣的壓力也讓青少年的生活喘不過氣來。因為我們在決定每件事，確實是「任何」一件事情時，都想要高度個人化，並且理所當然地想跟所有過去的人不一樣。如果一切都依循個性而行，我們該怎麼辦？當理論上所有事情在世界某個角落或某個時期都曾經被視為正常，那麼正常又是什麼？

為了消除這項壓力，人們刻意畫出新的範疇，而所謂的常態突然再次成為主導，只不過這些常態往往相當愚蠢。在六八學運裡抗爭的學生們，無可避免地穿上牛仔褲做為他們對抗主流的制服，甚至連知名的一號公社也如現今所知，在關掉攝影機後有個不成文的規定：女人去洗碗，而男人去革命。

不過即使不鬧革命，也需要不受質疑的常規。當教會最近在考慮如何拉近與世人之間的距離時，雇用了幾位聰明的社會學家。這些人如預期般地提出社會學家早已確知的事——所謂的「統一的人類」根本不存在。他們發覺世上存在所謂的「生活圈」（Sinusmilieus），它們彼此之間天差地遠，而現代人對正常貪得無厭的需求正在其中興風作浪。這些社會的舒適圈主要透過它們難以比擬的美學刻畫而成：其中有「深植於傳統」的鄉村圈，他們會在客廳沙發的上方掛著一頭鳴叫的鹿；也有「上流社會」的奇特客廳擺設，佐以超現代藝術品；和「後物質主義」生態風格的客廳景觀，它不會被未來的考古學家發現，因為到時它早就完全變成堆肥了。此外還有同樣單調的主流圈子，裡頭的規矩很正常；享樂主義圈把接受水療視為一項公民義務，不過世界卻沒有因此變得更好。現在有教會成員想向圈子裡的人傳達恰當的訊息，但嚴肅宗教的功能卻因此遭到誤解。宗教是一股讓人得以脫離平庸的重要刺激，基本上它有能力讓所有愚蠢的正常人，和其他已被確立的嚴密圈子混在一起。它本來有機會蔚為風潮的，結果卻出現一個經過改良、精簡化的「軟宗教」（Soft-Religion），它變得同樣地愚蠢正常，跟那些愚蠢的正常人一樣，宛如甲狀腺腫般多餘。有時我們搞不清楚，到底哪些人比較瘋狂——是生活在圈子裡的人，或者真心相信這些圈子，彷彿它們不只是有趣的社會學現象而是確切存在的那些人。然而生活圈中沒有任何事情是瘋狂的，一切都恰好在屬於自己的位置上，而在其中生活的人覺得自己正常無比，愚蠢地很正常。

生活圈是社會爆炸的災難癥狀，許多「顧問」的出現也是。社會學家烏爾利希・貝克（Ulrich Beck）曾經聲稱，諮詢工具類書籍在德國砍出一片毀壞的風景。確實過去這些理所當然的知識，我們從母親、父親或村莊裡聽來或看到的消息，現在都化身為紙本書。許多人認為，他們不再能自立，所以出現各式各樣、適合不同人閱讀的諮詢工具類書籍。原本平淡無奇的過程轉變為充滿奧祕的現象。為了達成這項任務，我們迫切需要經過認證的專家。過去數百萬年來，人類多多少少長了些智慧，如同人們在您身上看見的，親愛的讀者，結果是成功的。現在有給女性的哺乳書籍，但適合男性的相關書籍則始終欠缺。因為父親們也有他們的問題：如果在推小孩溜鞦韆時，小惡魔突然出現吸吮反射，他當然無能為力，孩子大聲哭嚎是無法避免的後果。至於男人該如何面對如此不堪的沮喪，由古至今他們都只能自力救濟。這是個市場漏洞！接下來還會有教人如何挖鼻孔的書——好讓人不會挖到動脈！這些專家是正常化的重要推手，至少他們能告訴焦躁的社會，在特定情況下應該怎麼做。不過如此一來，大家也不會真的變正常，頂多變成極度愚蠢的正常。

「鄙視他人」是這些愚蠢的正常生活圈得以團結一致的主要原因。每個人屬於哪個生活圈，大致上能從他對其他生活圈的厭惡上清楚地看出來。就他們狹隘的眼光而言，自己是正常的典範。伴侶治療師約克．威利（Jürg Willi）有了以下的觀察：伴侶關係的維持通常不在於擁有共同偏好，而在於有共同討厭的人事物，沒什麼比這件事更能鞏固伴侶關係了！在受邀的聚會後開車回家的路上，以親密熟悉的方式開口評論其他賓客：「史密茲太太的衣服實在太誇張了！」「沒錯！」親愛的讀者，承認吧，難道您跟我都沒發生過這樣的事？

什麼是絕對能賺大錢的方法？這當然得從人性的弱點下手，它跟在教堂裡說阿門一樣理所當然。「合群主義」（Mitläufertum）是一項難以抹滅的性格弱點，它也因此成為現代行銷策略之母。大家都做的事情鐵定不會錯，為了保險起見我也跟著做吧！不管是什麼都要參上一腳，一切向「潮流」看齊。如果大家都穿格子，我就跟著穿格子，因為只要大家都這麼做，就鐵定正常。所有人在十年後終於發現自己當時身上的衣服醜得要命，察覺大家都只是外表看來愚蠢地正常，跟真正的美感絕對八竿子打不著。

人們不允許自己假想，十年後依舊接受現在身上穿的這塊破布，因為經濟蓬勃的訣竅在於靈巧控制不敗的「正常」品味，讓它得以時常變換。如果人們每年都以「這就是時尚！」的口號逼迫所有人接受毫不稀奇的新衣，那麼最美好的經濟願景便被賦予權力。在時尚的大旗下，所有愚蠢的行為都會被正常化。時尚暴政每年讓人穿上新的愚蠢服裝，也為紡織業帶來榮景。受害的是得不斷換裝的新時代跟屁蟲、時尚消費者和每件荒謬事情都想跟著做的人，更別提好品味會因此被犧牲。不過為了實現和其他所有正常人共處於潮流之中的這個閃閃發光的願望，這是必須付出的代價。它不能被稱為病態，恰好相反，最後人們看起來會極為正常，至少是愚蠢的正常。

在我的童年時期，湊巧或刻意違背某種獨斷形式規則的人，經常被形容為簡直「無可救藥」。從哲學的角度看來，這些人現在不僅可能存在，甚至被證明占有一席之地。過去人們不僅拒絕承認這些異常人士的真實性，還否定他們的可能性。「這些人簡直無藥可醫！」一個自我中心的愚蠢正常人基本上會做出以上毀滅性的評論，酷或不酷則是當今青少年用語的對應詞。當人意外發現自己處於一個錯的世界，不管是環境跟自己不合而感到難以融入，或至少是服裝顯得格格不入——這種「尷尬」的感覺將如影隨形，且不會隨時間改變。尚未決定加入哪個正常生活圈的青少年，絕對會彆扭地覺得很丟臉，尤其是對自己的父母親。

「醫生，基本上我們沒有心理問題。只要我先生最後願意接受我是對的，問題就解決了。」太太絕對會在第一次伴侶治療的過程中時，信誓旦旦地這麼說。身經百戰的丈夫則會怒氣沖沖地回覆：「沒錯，我們沒有精神方面的問題，只要我太太像過去一樣照我的話做，問題就解決了。」這個情況對治療師來說相當棘手，因為他們必須有禮貌地回絕來自「聯盟」雙方的提議。在這場持續三十年的戰爭中加入自己的軍隊，是相當粗率的行為。最好的情況是，雙方的戰爭隊伍攜手將矛頭對準治療師，如此一來至少鞏固了這段婚姻。治療師在這樣的情況下能夠試著談論伴侶婚姻中戰爭尚未開始的階段，並且謹慎地討論如何成功回到這些階段。有時在煙硝味濃厚的婚姻中，雙方對於無聊的和平並不感興趣，那麼解決辦法便是讓戰爭以不那麼費力的方式進行。唯有當雙方皆認為自己的意見並非唯一的常理時，治療師才算真正成功。然而這對正常人來說總是相當困難，因為相較於只在特定的重病期間認為自己是唯一正常人的精神分裂症患者，某些正常人如此強烈的性格狀態卻會持續一輩子。偶爾試著挑戰自己，對正常人來說很有幫助，對我們這些的確經常做出帶點瘋狂或愚蠢正常行為的人來說，亦是如此。幽默是經過驗證的良方，可惜真正的幽默在正常生活中相當少見。

真正的幽默也可能衝破愚蠢正常人所處的枯燥世界。透過一段距離，人們得以觀察自己、自身的獨斷主義和發霉的生活圈，並學到即使為了與人友善往來而必須精通某些規則，卻絕對不該受形式所控制；透過幽默，人們得以隨著自己的興致和心情痛快地不正常一番——這正是愚蠢的正常人所討厭的，彷彿遇到害蟲一般。

在第一部的結尾，關於先前提到的正常無比的瘋狂、過度正常的人、正常無比的愚蠢以及愚蠢的正常人，我要再次提醒，其實正常人才是社會問題的真正來源。新聞節目及小報雜誌充斥著這些人物，因為無法醫治，情況似乎毫無轉機。我們最快能讓過度正常的政客在四年內落選離職，但某些國家正想辦法廢除選舉，讓這樣的解決辦法不再可行。他們就這樣年復一年地，對惱怒的群眾進行視覺及聽覺轟炸；另一方面因為「正常無比的愚蠢」無法遴選代表，也無法讓他以落選的方式退出，我們的社會因此對波荷倫一點辦法也沒有。前景看來相當無望，這些過度正常及愚蠢的正常人決定了我們的生活，並讓它變得宛如地獄。人們嚮往非凡，獲得的卻總只是普通而已。

第二部

為何治療？多少人該治療？
精神病學與心理治療的荒唐與價值

不過或許還有希望。過去健康與疾病尚未被嚴格區分的年代，癲癇被視為神聖的疾病，因為當時病患被認為在發作時能直接與神溝通。過去的精神病患也不像現在，被如此嚴格且系統化地與正常社會區隔開來。他們帶著自身的特點，塑造出一個洋溢著幻想的世界，對平凡報以微笑，而這些微笑溫暖了所有人，包含正常人在內。

難道這個心胸狹窄的社會不能給予精神疾病一個新的詮釋方式，讓它脫離過度正常和愚昧正常人的掌握嗎？這是可能的，因為精神病學及心理治療正默默進展，讓精神疾病不再只被視為缺陷，它同時也賦予患者資源和特殊能力，而研究的進展也讓患者得以自助，度過心理危機。不過如果我們讓這些能力得以回饋整體社會呢？

為了達到這個目標，教育確實是必要的。因此接下來我將試著以深入淺出的方式，為讀者介紹精神病學以及心理治療於當今學界的發展狀況；不過我並未考慮近來盛行卻荒謬的大笑團體（Lachgruppen，譯注：大笑團體是基於健康或紓壓因素而在固定時間聚會，一起進行大笑練習的團體）所提倡的正面影響。他們基於健康的理由而笑，而不是自然地哈哈大笑，不過我倒還有那麼點幽默。

第三章　到底為何要治療？

1.差一點就差很多：當精神科醫師出了錯

我大吃了一驚！某次我和一名信奉天主教的精神科醫師談到我初踏入精神病學領域的經驗，這位具有相當名望且討人喜歡的同事，以聊天口吻說出令人相當震驚的話。來自亞西西的方濟各（Francesco d'Assisi）如何與自己的精神分裂症共處一事，長久以來令他印象深刻。亞西西的方濟各罹患精神分裂症！這太瘋狂了，我和許多人一樣相當敬重方濟各。這位來自翁布里亞的貧者攪亂了中古世紀的奢華，提倡清貧，重新發現宇宙萬物，並對鳥兒傳教。這位反抗父親且叛逆顛覆的商人之子或許與眾不同，但精神分裂症？我回想著這名平易近人的聖者為人所知的生命故事，並試著將剛學到的精神病學名詞套用在他身上，結果確實很驚人！看來這名同事說的很有道理，亞西西的方濟各出現命令性幻聽，意思是他聽見有人對他下達指令，而這正是初步判斷是否罹患精神分裂症的證據。方濟各在亞西西附近一間廢棄的小教堂——聖達勉堂（San Damiano）裡，聽見耶穌的聲音從十字架中傳出：「重建我的教堂！」他並未抽象地理解這句話，反而相當具體地，如同精神科醫師說的「具體化」，透過一塊塊石頭重新堆砌這座神之殿堂。請大家想像這個畫面：一位衣衫襤褸的年輕人出現在我醫院的占地範圍準備重建一座前所未聞的廢棄小教堂。經過的路人會注意到他，並且叫警察問他想要幹嘛，而這名年輕人神采奕奕地聲稱，是從十字架傳出的聲音要求他這麼做的。如此一來，接下來醫院很可能多了一名新病患。這個結局很理所當然，不是嗎？

我反覆思索這個問題，覺得這種思維有點過於簡單。難道偶爾有奇特體驗的特殊人士——佛陀、施洗約翰、康士坦丁大帝、馬丁路德甚至還有聖方濟各，事實上並非特殊，而都是瘋子？過去知名精神科醫師庫特·施奈德（Kurt Schneider）將特定的幻聽現象視為精神分裂的「初階症狀」，這點不容置疑，之後有人將命令性幻聽也納入其中。不過整件事就是有不對勁的地方，因此我深入研究精神病學的立基點，並得出驚人的結果。

精神病學（Psychiatrie）一詞源於希臘文。Psyche代表靈魂，Iatros則代表醫師。醫師唯一的真正任務是，治療受苦的人或至少減輕他們的痛苦。只有基於這點，醫師才需要做出診斷。這些診斷就像亞里斯多德所說的，是種特殊的覺察方式。診斷並非像自然科學一樣具有真正的發現，它的本質是帶有目的的覺察。診斷唯一的目標是治療，也就是醫治受苦的人。精神病患所承受的痛苦不完全來自於擾人的特殊現象，也來自於無法與他人或正常世界溝通的重度障礙。許多精神病患將自己關在個人的狹小世界裡，抱持獨一無二的堅定信念，基於某種無能的感覺，他們害怕與人接觸。在精神病學中，成功的治療不僅代表消除或至少減輕精神疾患，同時也與社會層面有關，病患必須重新獲得與人溝通社交的能力。簡言之，透過各種心理治療的方式、藥物治療及其他不同療法來達成這個目標，就是整體精神病學的努力方向。

因此關鍵的問題在於：亞西西的方濟各因此受苦了嗎？他與人相處或溝通遭遇到困難了嗎？顯然沒有。他的心情愉悅，連一隻蒼蠅都不願意傷害，此外還有非凡的溝通能力，鼓舞了當時數千名年輕人。直到現在，世界各地仍有一萬人信奉聖方濟各的清貧原則。他甚至是領導基督徒團結一致的重要角色，因為不論是天主教徒、新教徒或甚至東正教徒，都能在他身上看見散發光芒的基督徒生活典範。換言之，所有精神科醫師需要醫治受苦精神病患的原因，在方濟各身上都不存在。如果世界上只有像方濟各這樣的人，精神病學就不會被發明。雖然他是位極不尋常的人，也擁有相當特殊的體驗，但他健康地很。因此一個人是否將十字架傳出的聲音視為神的旨意，或者將它視為豐富幻想底下的「宗教聲音」並不重要，這兩種情況都不代表一個人生了病。

我們因此清楚地知道：如果不分青紅皂白，就將未受苦的人送進精神病學上專為受苦病患所設立的機構，是一件危險的事。某些精神科專家有隨意診斷人的惡習，即便對方根本沒有將健保卡交出來。該情況尤其容易發生在同事身上，這是濫用診斷的行為。基準點必須是相信每個人都健康，否則世界將被無聊的正常人士掌控，他們是每個社會中的灰老鼠，帶有正確的常規思想，剷平所有超乎尋常之事，並濫用願意配合的精神病院，將所有煩惱鎖在診斷抽屜裡。這個繽紛的世界將被不受歡迎的診療全面占領，沒有人再有足夠的時間去關心真正受苦的人。

聖方濟各的插曲讓我明白一些事，未來我也能更輕鬆地面對精神病學的發現。在當代學術理論中，學術的價值並非在於傳達真相。精神病學的根基在於詮釋方法，意即它們傳達有用的圖像描述，從這些描述當中，人們得以找出治療受苦民眾的特定鑰匙，如此而已。

2.精采的特異人士：關於天才與瘋子

一間奉行帝國主義的精神病院，不只會大大誤解如亞西西的方濟各這般想像力豐富的人，對某些人來說，所有幻想產物都彷彿威脅到他的存在一般。比方說流傳已久的卡米羅（Don Camillo）與佩波內（Peppone）的故事裡頭卡米羅這個角色。那位迷人的演員費南代爾（Fernandel）在鄉村教堂演出卡米羅一角時，和十字架上的耶穌激烈爭論的過程令人難忘。耶穌大概不會滿意祂過度熱心的僕人的滑稽舉動，神之子倒也經常譴責神的子民。某些天真的精神科實習生會根據施奈德的說法，將「評論性幻聽」（kommentierende Halluzinationen）視為精神分裂的初階症狀。試想其後果！共產主義者佩波內是卡米羅的勁敵，身為市長的他當然也掌管治安，負責維持公眾安全與秩序。如果有人因罹患精神疾病之故，威脅到自身或他人安危，即使違背個人意願，他仍有可能在負責的治安機構安排下，被送往當地的精神病院。不過這樣的例子相對來說並不常見。就佩波內身為市長的觀點而言，這件事和卡米羅的關係非常密切，尤其從危害市民安危的角度看來。好人卡米羅會被診斷為精神分裂症患者，並且馬上被送往精神病院，而整段故事根本不會開始。新的故事版本會與嚴重的診斷錯誤和司法謬誤的醜聞有關，因為這位雀躍的鄉村牧師一點生病的跡象也沒有，他充滿活力、奇特且擁有各式各樣的點子。簡言之，卡米羅是身體與心靈健康的典範。

不久前，因為克勞斯．金斯基（Klaus Kinski）曾在精神病院待過幾天，人們便試圖找出這名古怪的演員到底有什麼精神問題，有人還對他做出推測性的診斷。臉皮薄的人可能在人生的任何時刻，以精神病院的圍牆來保護自己細薄的臉皮，不過非凡的藝術家不會採取這樣的作為。精神病院不該受到誤導，讓那些不尋常或古怪的人因診斷而變得僵化。所有人都曾或多或少在死亡的深淵邊緣，從事花俏的體操表演，而通常一般人不會察覺得太仔細。雖然這不代表我們應該直接認定這群人是大近視眼，但也不能將總是盯著這道深淵、看來與眾不同的人視為瘋子。偉大的尼采空前絕後地探討了關於存在的界限，為此作詩，也因此承受苦痛；某些基督徒喜歡將思考視為是「瘋狂」的出發點，這中間實在看不出理智決定的跡象。尼采沒有瘋，只有晚年因梅毒細菌而受腦炎所苦，這偶爾讓他腦袋糊里糊塗；然而他偉大的思想實驗一點也不瘋狂，這反而是痛苦的無神論者，所能發表出最具邏輯性的論述。這些想法不像某些人所希望的，是尼采發瘋的原因，摧毀他腦袋的是小小的細菌。「想太多會讓人發瘋」是定期聚會的那群嫉妒他人又小心眼的哲學家創造出來的迷思。精神病學並不這麼認為，所以它無法化解複雜或危險的想法。某些想法是對的，多數想法是錯的，只有極少數的想法是瘋狂的。

人們常說，天才與瘋子之間只有一線之隔，不過很難得地，這一次他們說錯了。表現傑出的人雖然不正常，但離發瘋還差得遠；相反地，為了成就大事，他們的腦袋必須相當清楚才行。雖然瘋子偶爾也能創造出精采的作品，但通常是在病症不嚴重的情況下。有時精神病患的藝術作品會被大力吹捧——海德堡的普林茨霍恩博物館（Sammlung Prinzhorn）便具此慧眼，但精神疾病並非這些作品具有藝術性的原因。就算精神疾病或許讓患者直接觸碰生存的底線，罹患精神病的藝術家往往並非因病擁有藝術創作的能力，而是即便在患病之情況下，仍然得以繼續創作。如果精神病患確實能創作出偉大的藝術作品，那他們應該和正常人獲得同等關注，因此精神病患的藝術展覽也很重要。然而我們必須小心所有如同溺愛小孩般的話語。「一位發瘋病患的塗鴉會被視為藝術的原因，僅只因為對心胸狹窄的欣賞者來說，這跟畢卡索的某些作品一樣令人難以理解。」這個想法對當代藝術並沒有多大意義，也是對精神病患的不敬。精神病患就跟其他人一樣，值得接受我們誠實的意見。

相反地，人們試著揭露知名藝術家的精神疾病，而如同先前所說，該藝術作品的評價不會因此而產生多大變化，但這往往是過度正常或愚蠢正常人的嫉妒反應。他們喜歡將所有不像他們一樣毫無靈性的人視為是瘋子。達利（Salvador Dali）創造出迷人的構圖；約瑟夫．波伊斯（Joseph Beuys）裝扮奇特，而安迪沃荷（Andy Warhol）則是行為古怪——這些人都有不正常的地方，但這不代表他們瘋了。

一名異於常人的人是否瘋了，這個問題到底有多重要？一個人是否健康，跟社會的傳統大有關係。看來現今人們的接受度不若以往，我們很快便傾向於將與眾不同的人視為病患，然而精神病院不該讓這件事情發生。在閱讀約翰．赫伊津哈（Johan Huizinga）的《中世紀之秋》（*Herfsttij der Middeleeuwen*）一書時，讀者沉浸於十五世紀迷人的豐富多采之中，裡頭有異於傳統的君王、引人注目的侍臣和生氣勃勃的人民。上流社會的滑稽弄臣、鄉下的蠢蛋或其他怪里怪氣的老粗不同的個性和行為模式得以被容納。雖然包容度高，但也非常脆弱——如果君主或某個權貴突然哪根筋不對勁，所有的人都要遭殃。

3. 病患與醫師：精神病學的誕生

過去顯然也有精神病患，只是他們不被如此看待，因為精神病學根本尚未出現。精神病患因此被認為是遭惡靈附身，或乾脆被視為罪犯對待，有些人還得在市集當街示眾。精神病患荷爾德林（Hölderlin）從一八〇七年直到一八四三年去世間，即便看守人相當友善，他在杜賓根（Tübingen）塔裡的生活和被囚禁的動物沒有兩樣。

一開始認清精神病患承受痛苦這項事實的並非學者，而是沒念過大學的基督教徒，他們一併接下照顧精神病患的責任。從十七世紀起，所謂的亞歷山兄弟（Alexianer-Brüder）在比利時、荷蘭和低地德意志地區（Niederdeutschland）照顧這些人，將他們帶回住處，使他們免於遭到追捕和受常人譏笑。直到許久後的十八世紀末，學界才開始正視精神病患的存在。我們能從繪畫中看到，法國精神科醫師皮內爾（Philippe Pinel）戲劇性地解放巴黎一間醫學機構內帶鐐囚禁的精神病患。根據記載，一七九三年的巴黎正經歷革命，而革命委員會就在當時將皮內爾任命為比賽特爾（Bicêtre）收容院的院長。後人將此事加入諸多想像，並流傳這就是當代精神病學的起源。也有人猜測，其實數年前就發生過類似的突破，總之，精神病患突然受到學界正視，這個新學科在十九世紀蓬勃發展。威廉・葛利辛格（Wilhelm Griesinger）指出大腦是一切的病源：精神病患都是大腦出了問題的人。人們著手設立醫療與照護中心，「醫療」部門是為了醫治重症患者，「照護」部門則是為了照顧慢性病患，這在當時可是一大進展。精神病院座落於郊區的綠色草皮上，因為人們相信新鮮空氣和綠色植物對病患有益，如此一來病患原本脆弱的社交機會更加受到剝奪，而在醫治的過程中發展出新的精神疾患。後來這種現象被稱為「醫院病」（Hospitalismus），病患們僵硬地閒晃，擺盪重覆的動作，並出現新的異常行為。人們雖然讓精神病患不至於遭受忽視，但他們卻製造出新的問題。

然而學界確實出現進展，德國精神科醫師埃米爾・克雷佩林（Emil Kraepelin）在約一百年前將精神疾病大略分成兩類：一種是可治療的「躁鬱症」（Manisch-Depressive Irresein），此類型病症具有階段性；另一種則是無法被醫治的「早發性癡呆」（Dementia praecox），在當時精神病學極端的專有名詞裡，指的是慢性的「過早精神衰弱」，之後尤根・布勞勒（Eugen Bleuler）稱之為精神分裂症。能在各式各樣的精神疾病中，建立出兩大分類，這是一項顯著的進展，因為對病患及家屬而言，預測結果具有決定性的意義。奠定這門新學說基礎的並非實驗室的數據或任何量測結果，而是透過具體描述奇特的心理現象做出的診斷。據傳一位知名的精神科醫師在巡房時，會以醫療的眼光提出診斷結果為「會痊癒」或者「不會痊癒」。此後先前提過的施奈德才提出，以所謂的初階症狀做為判定是否罹患精神分裂症的說法。德語區的精神病學最終提出三大分類：第一類為器質性精神病（die organische Psychose），患者會出現腦部出血、腫瘤或發炎症狀；第二類為內因性精神病（die endogene Psychose），即是先前所謂典型的「精神疾病」，其中分為躁鬱症和精神分裂症兩種；第三類則是個體精神上的變異（die Variationen seelischen Wesens），意即在人生各個階段可能出現的精神變態，也就是病態人格異常，精神官能症、成癮症及其他顯著的病徵。這也代表「精神病」一詞擁有實質上源於器官的病因（第一類），或至少出現次要的器官病變（第二類），然而「精神官能症」（Neurose）則與生命歷程有關，是經由心理效應所引發的精神病態障礙。根據精神分析學派的說法，該障礙多半來自於童年早期未經解決的衝突。其他語區的精神病學則有另外的分類方式，例如美國多以《精神疾病診斷與統計手冊》（*Diagnostic and Statistical Manual of Mental Disorders*，簡稱DSM）為標準，因此國際上精神病學研究的結果很難相比較。約在十五年前德國也採納了世界衛生組織（WHO）所編寫的國際疾病傷害及死因分類標準第十版（ICD-10），它並非依病因及預測結果來分類，而是盡量以國際相通的方式描述外在病徵。

4. 誤解：為何診斷都不是真的？

讀完以上內容之後我們應該了解，診斷和分類事實上根本不存在。沒有所謂的精神分裂症、憂鬱症或成癮症，只有在不同症狀底下受苦的病患。而診斷是精神科醫師發明出來的話語，目的是讓自己有能力幫助受苦的病患，診斷僅只是為了點出正確的治療方法。當我們與精神病患相處時，大可忘掉這些診斷結果，因為事實上並沒有精神分裂症患者、憂鬱症患者或成癮症患者，比較貼近的說法是——他們彼此截然不同且令人印象深刻。他們偶爾或長期因特定的異常行為而受苦，且方式各異。我們無法聲稱診斷即為真實，它們是或多或少對現象有用的描述——而且也該以如此的樣貌出現。最終我們不該忘記，德國曾經經歷過一段將診斷結果粗暴濫用的時期，它們沒能用於幫助受苦的病患，而被人們視為真相，能置人於死的真相，因此以診斷做為個人識別的標準，是毫無道理的。

數世紀以來，不僅精神病學的理論不斷演變，就實際面來說，人們也讓精神病患從郊區的精神病院回歸社會：關閉了部分大型醫院，讓慢性精神病患可以在正常住家或分租公寓中生活。基本原則是：門診優先於白天住院（病患可以晚上回家睡覺），白天住院優先於全天候住院。如此一來只有極少數的重度病患需要住院，而過去的監護病房也被替換成友善的一般病房。此外現在也出現替代型住院治療，病患居住在能維持穩定關係的機構內，免去了一般醫院裡頭的騷動。過去許多精神病患在醫院住了數年之久，現在平均的住院時間是三至四週！有此結果的原因來自於，現在每個病患都能在居家附近尋求有效的門診服務，不再需要離開正常社交的生活圈。通往精神科醫院的道路越遠，病患便越覺得自己卑微到需要尋求偉大精神導師的協助。這點將對治療產生反效果，並加深病患的無價值感，因此現在每個德國城鎮都有所屬的精神病院，它們有義務在必要時安排轄區內的精神病患住院，並盡快讓他們出院，轉而接受適當的門診治療。因為在精神病院裡最重要的問題顯然是：我要怎麼出去？……越快越好！

當代精神病學的發展，為精神病患開啟了許多協助的可能性。這樣固然很好，裡頭卻也暗藏危機。因為病患可能很健康，醫療機構卻依照過去對於健康的荒謬定義，將健康塑造成某種不切實際的烏托邦式想像。他們還規定「身心及社交上得擁有全然的幸福」才行，這顯然是個遙不可及的目標。過度理想化的詞彙讓人心生崇敬，因此有了荒謬的健康信仰，人們小心翼翼做好萬全準備，就為了讓自己能健康地離開人間——這個想法是通往不幸福的唯一道路。如果健康在現實生活中永遠無法被實現，那每個人不就都得覺得自己有病？「一個健康的人代表他沒有經過徹底的檢查。」一位知名的內科醫師曾經這麼說。卡爾・克勞斯（Karl Kraus）則烏鴉嘴地預言：「診斷就是最常見的病症。」精神科醫師必須逃離猖獗的健康邪教才行，因為關於心理健康的烏托邦想法將持續帶來不幸。當然在每個人身上都能找到一兩個缺陷，有時只要輕鬆地問：「您這樣笑，背後有什麼含意？」就足以讓人不安。德國知名的精神科醫師克勞斯・杜納（Klaus Dörner）在嚴肅的全國性報紙上發表了一篇文章，裡頭提到有多少比例的德國人需要接受心理治療，而多少比例的德國人患有焦慮症、恐慌症、飲食障礙、憂鬱症、精神分裂症、成癮症和失智症等等。經過簡單的計算後得出以下的結果：超過百分之兩百一十的德國人得接受心理治療——所以我們才需要外來移民！

在閱讀某些危言聳聽的心理學報告時，往往令人感到憂喜參半，因為其中某些人並沒有病，反而很健康。精神病院帝國主義式的擴張，導致氾濫的普通精神障礙剝奪了真正病患接受必要治療的機會。

過去數年來人們修正了檢測方式，看來相當健康的人也可能被檢查出某些缺陷——這點或許有助於學術研究的新發現。基於道德我認為只有在能找出和實際病症相關治療選項時，才得以宣告一個人不健康。這點也適用於精神病學不同領域內的疾病早期診斷。而該基礎信念將在接下來的疾病描述中，更具體明確。

精神科醫師的私生活層面也不例外：如果工作結束後不能將精神病學的專業知識拋在一旁，反而開心地到處診斷生活周遭的親友，這樣的人並不適合從事這項職業，而且不久後他會連一個朋友也沒有，況且對一個沒有主動交出健保卡的人進行診斷，也是不恰當的行為。說真的，惡意或憤世嫉俗地希望在健康的人身上找到缺陷的做法並不人道，這是對人的侮辱，也是對精神病學的濫用。

精神病學的任務是幫助真正的病患，它必須是患者的律師，不能只為意圖擺脫精神病患騷擾的社會發聲。更重要的是，它得幫助精神病患，讓他們得以帶著某些特質生活在這個社會中。這是對精神病學自由度的考驗，看它是否因此拒絕社會壓力，而將擾人的特殊人士視為病患；這也是對社會自由度的考驗，看它是否允許所有特殊且格格不入的成員在其間完全自由地行動。只要他們不傷害自己或他人，一個自由的社會就該尊重他們的權益。

回到先前的問題，評斷一個與眾不同的人是否健康真的重要嗎？經過數世紀後，這個問題已經變得難以回答且毫無意義，特殊的健康人士和精神病患同樣能帶給社會發人深省的刺激，令人驚嘆並帶領人類前進。光是這點對於歷史人物的評價，便相當重要。而如果診斷的唯一意義在於治療，那麼不管怎麼說，對死者進行診斷都可說是多此一舉。

第四章　治療的對象？

1. 精神病學的小小世界：我的腦袋與我

從以上說明看來，精神病院的負責範圍被大幅縮減，在我們遇見的人當中，只有極少數人的異常能被「歸功」於疾病。

危機中看見轉機：疾病的可能性

如果我們認為異常是疾病的功勞，那人們鐵定有所疑慮。事實上，就連最嚴重的精神疾病也不只會折磨人，它也有好的那一面。許多康復已久的病患往往在回顧過往時，將生病那段期間視為人生當中正向的轉捩點。他們沒理由大力宣揚疾病的好處，但他們將此視為生命裡的一段冒險歷程，也因此獲得某些重要發現。以下的道理聽來簡單，但在無預警的情況下歷經憂鬱期的人，下一次便不會毫無準備。或許之後他會比一向健康的人更感謝和珍惜生命中的美好階段，那些人眼前的事物，都同樣地暗灰迷濛。在經歷精神分裂症發作所產生的幻聽現象時，將會感到某種難以超越的生命密度。如此的經歷很痛苦，但也有人認為它豐富了生命。

這正是現代精神病學及心理治療療法所試圖努力的方向。在病患首次接受治療時，往往已經受夠了惱人的疾患、疾病的缺陷以及令人厭煩的負擔。專業治療師的職責不光是對抗症狀，也要改變病患的焦點和看事情的角度，建立對病情有益的態度，最終得以找到解決辦法。兒童精神科醫師蒂亞．舒恩菲德（Thea Schönfelder）曾經意味深長地說：「我和我所醫治的精神病患之間的差別，在於我比他更有能力看見『康復』的可能性。」這個有益的觀點將病患曾經具備，卻在發病期間逐漸喪失的能力和精神納入考量，否則患者該如何解除危機？鐵定不是透過那些他嚮往卻不曾具備的能力，而是那些他曾經擁有過的能力。

無力轉換觀點這件事，在精神病學上被定義為妄想。妄想症患者只能以某個特定的角度看待世界，比方說堅信鄰居用雷射光騷擾他，不管以任何理性的論述都無法讓他打消這個念頭，即使他在其他方面的表現一切正常。意識型態也有其接近妄想的一面，它們只以某種特定的角度切入。精神科往往傾向於抱持某些意識型態，就連精神病學或心理學派也喜歡以特定的觀點看待病患。然而近來人們開始相信，改變自身觀點的潛力，是決定一個人是否為優良治療師的關鍵。如果治療師能夠試著理解截然不同的人生規畫，並換個方式看待相同的生活或疾患，便可能為患者開啟一條脫離困境的康莊大道。

觀點問題：人、大腦與生命的運轉

我們不僅能用生物學的角度研究每項精神疾患，也能以同樣的方式看待每個健康的心理反應。毫無疑問地，每個想法都伴隨生理上的大腦反應。當我們感到開心時，某個神經傳導物質正活蹦亂跳著；在悲傷時，則會刺激腦中其他的化學物質。除了想法所構築的世界以外，腦中還有另一個由分子組成的世界在運轉。這不禁讓人想到以下的經典問題：到底是雞生蛋還是蛋生雞？是否原先只有看不見的生理反應在腦中運作，而外在得以察覺的心理現象只是其必然的結果？所以我們是大腦的魁儡嗎？又或者相反，頭腦的使用是由心理反應而來，而腦部活動只是思考的外在表象罷了！（譯注：腦部活動是生理反應，而思考則是心理反應）這個問題嚴格來說，無法在學界獲得確切的解答。

其實就我們的需求而言，並不是非得有個答案不可，因為確定的是，我們能以生物學的角度看待所有的心理過程。觀點的先後順序以及是否為唯一或決定性的觀點，對我們來說並不重要；重要的是能否幫助個別病患。在大腦遭受攻擊時，生物學的角度當然最為有用。當腦部受創、內出血、發炎或遭到毒害時，它往往能決定診斷結果以及治療方法。當然病患本身的生命經驗、周遭人的反應和近期發生的特殊事件都會影響診療方式，但關鍵仍在於大腦如何對生理的損傷做出反應。就連目前無法找出確切生理病因的精神疾病，例如精神分裂症、憂鬱症或躁症等等，人們也已經對該疾病所引發的生理面向有了明確的概念，並依此得出有效的治療方法。

目前生物學的角度已經成為所有研究精神疾患的焦點，而具有爭議性的所謂神經增強（Neuro-Enhancement）也想透過生物學上的控制促進心理能力，此外，遺傳也與生物學有關。透過遺傳的角度，我們可以檢視所有心理特徵，因此也絕對有理由透過生物學的觀點看待所有心理現象。只有當生物學的角度被視為唯一真理時，它才成為某種意識型態，而非學術。它並不代表事實，只是它多少有些用處罷了！

不過人們同樣能以生命歷程的角度看待所有心理現象，將最近發生的事件視為精神疾患的病因——這跟生物學的假說一樣難以被推翻。順道一提，這是病患及家屬最常切入的角度。憂鬱症可能來自於婚姻失和、工作紛爭、和朋友或鄰居吵架；而精神分裂症可能源於霸凌。人們甚至能信誓旦旦地聲稱，實際腦傷之後產生的精神症狀主要是來自過去數週所發生的事件。這個觀點也沒有對錯，只是或多或少對治療有益而已。

比方說，一名病人因為罹患重鬱症而前來接受治療，就他的病例而言，基因扮演了重要角色。這類型的憂鬱症患者通常無法擁有幸福的生活。原本一切正常的病患可能突然在隔天陷入重度憂鬱、沮喪，看不見脫離困境的出口，也無法用言語安撫。所有現實生活的幸福跡象都退居其次，轉化為自我指責，即使擁有美滿的家庭依舊是如此。如果和這類型的病患談話，會感覺我們正在對抗的是生物分子；病患無法聽進任何論點。類似的例子通常以生物學的方式治療最為恰當、有效，如此一來將可以避免把憂鬱症的病因歸咎於他人。病患沒有錯，家屬也沒有，但他們經常因為和病患起了小爭執而說出可怕的重話。此外還有一種親戚，他們住得稍遠且對病患的狀況一知半解，卻因此什麼都比別人厲害，喜歡將發生危機的原因歸咎於據說冷血無情的妻子。這個說法格外魯莽，因為除了病患之外，妻子是該疾病下的第二名受害者，她跟著受苦、感到全然地無助，而且內心也確實經常認為自己該負上責任。這時治療師必須傾盡全力向病患及家屬解釋，在這類型的憂鬱症中，確實沒有任何一個人該為此負責。他必須解釋，這是一種可被醫治的代謝疾病，透過藥物便能影響代謝行為，並且有很高的機率患者能夠完全痊癒。這當然不代表所有發生在憂鬱症前的事件都不會對病症本身帶來影響，它尤其可能改變所罹患憂鬱症的類型。不過在此例中，最主要且對治療最有益的是生物學上的觀點。

不過還有另一個例子：一對夫妻來接受伴侶治療，問題在於丈夫會不斷毆打妻子。丈夫開心地表示他剛在雜誌上看到暴力行為與血清素的濃度有關，他想知道是否吃幾顆藥丸後就能解決所有問題。在這個情況下，生物學的角度便一點也不恰當有用。因此我偶爾會指出，透過自主肌肉所控制的右手，只有透過有意識的行為才可能降落在妻子的臉上，所以責任在於毆打人的丈夫，而非血清素。就該案例而言，我會試著以心理治療的方式終結毆打行為，並讓患者練習不同的爭執方式。當然血清素影響暴力行為的假說並沒有錯，在某些極端的案例中也能透過特定藥物來治療。然而得以確定的是，生物學的角度對於類似問題一點幫助也沒有，生命歷程的角度相較之下有用多了。如果病患本身有想要痊癒的意圖，後天所發展出的不良習慣，便能透過許多心理療程獲得矯正。

某些病患不喜歡將病因歸咎於生物學，而認為自己是嬰幼兒時期發展下無助的受害者。精神分析學家佛洛伊德（Sigmund Freud）和他的擁護者，確實將兒時不當且未被解決的衝突視為之後引發精神疾病的原因。在精神分析的治療過程中，醫師試圖讓患者意識到被壓抑的衝突，而在經過徹底研究之後，產生治療的效果。基本上我們可以從兒時經驗的角度切入所有精神疾病，這個看法也同樣不真實，且沒有錯，它不過是有些用處罷了。然而過去的精神分析學家，卻認為這是探討人類精神狀態的唯一方式。當代精神分析學家絕對會駁斥如此意識型態的看法，他們知道精神分析能對某些案例有幫助，但它不是萬靈丹。最重要的是，他們不會接受讓精神分析成為具有暴力傾向的大男人主義者一貫的藉口。

在學運時期，從社會出發的詮釋角度蔚為風潮，所有事情都被歸因於社會，當然也包含所有的精神疾病。當時海德堡出現了「社會主義患者團體」（Sozialistisches Patientenkollektiv），他們反對精神病院扮演安撫民眾的角色，以及精神病患遭受社會壓迫的事實。他們打著「打破那些摧毀你們的事物」的口號，攻擊導致人病態的社會，變得宛如恐怖主義。當然這個觀點並沒有錯，我們可以將所有的心理現象歸因於社會影響，因為與人有關的事物從來就不僅跟個人有關。如果員工有更多機會接受精神或心理治療，那麼即使工作壓力增加也不至於發生問題；然而更重要的是若能想辦法降低工作環境的壓力，問題或許打從一開始就不會發生。社會學的角度也僅只是其中一個可能性，它不會是唯一因素，我們必須針對個別案例檢驗該觀點是否必要，或者能否帶來助益。

2.自由的龐大帝國：我與我的腦袋

不論以生物學、生命歷程、精神分析或社會學的角度來詮釋心理現象，都彷彿人類沒有自由，該負起責任的是分子、宿命、童年和社會。這樣的看法也不成問題，因為人們有充分的理由期待心理學能找出決定人類行為的背後原因，並讓它們得以被預測。然而如果心理學確實聲稱能解釋所有與人有關的事，一切將變得不再嚴肅。宣稱能洞悉一切的，不是科學，而是意識型態。科學無法排除人類自由的可能性，然而自由也無法被理解，否則它便不再是自由。從定義來看，自由行為是人類所無法預測的，否則便稱不上自由。然而在生命的大部分時間裡，我們並非真正自由。我們在生命的過程裡受到父母、社會或特定的影響而擁有習慣、共同的行為和反應模式。就這些行為模式而言，我們無法每次都在完全自由的情況下做出決定，某種程度上我們已經被制約了，這讓我們在自己和別人的眼中變得可被預測。學術上已對這類行為的起因和影響有所研究。不過我們隨時都能解除這些制約，能夠刻意做出與這些影響、內在衝動或習慣相異的事，就是所謂的自由。

自由與疾病：善與惡的角度

根據啟蒙運動的論述，自由是人性尊嚴存在的原因，同時也是個能夠切入心理現象的角度，並且也毫無例外地適用於所有現象。不過就連自由也僅只是看待事情的一個或多或少合適的角度而已。在先前的例子當中，治療師會向那位毆打妻子的丈夫訴諸自由和責任，但對於先天性因素所引發的憂鬱症案例，則通常不適用於此法。

成癮是一種不自由，但它並非徹底的不自由，如今被認為是某種選擇自由失調。成癮症患者除了酒之外沒有其他選擇，治療是為了讓病患再度擁有選擇的自由。然而為了讓治療達到任何一丁點成效，我們必須相信患者至少有些許的自由，否則病患便不能決定接受治療。最重要的是，如果沒有自由，他便無法決定透過治療的幫助再度接手自己的人生。

將成癮視為一輩子無法改變的疾患，這種過於著重意識形態的成癮理論，有時並不恰當。即使該觀點能夠幫助某些患者，卻會對其他人引發近乎癱瘓且全然的無助感。如果人們將這個想法內化，認為「成癮帶來的壓力」是個重大危險，「復發」代表可怕的毀滅，而「失控」是無法避免的後果，這些事件有時可能成為自我實現的預言。病患只能扮演無助受害者的屈辱角色，而無法做為有自制能力的主體。此先決條件讓現今的復發管理變得相當困難，就連「復發」（Rückfall）一詞也有來自外在攻擊（Überfall）的意味，並強調過去所發生過的事件將再度重演——基本上兩者都是不怎麼有用的想法。

現在我們傾向於說，某個人「決定」喝酒，這跟特定的先前事件無關——它並非重複過去發生過的事，而且裡頭偶爾暗藏了得以解開未來問題的鑰匙。確切使用語言對心理治療來說相當重要，因為語言是心理治療師的解剖刀。「決定」是個相對中性的用詞，並不輕易將矛頭指向誰，因為裡頭未提到成癮帶來的壓力、失控或者其他迫切的因素。不過「決定」讓人想到患者的自由，即便上了癮，自由仍然存在，而該自由正是病患所需要的，讓他得以決定不再喝酒。於是病患在迫切的酒癮和自由之間拉扯。良好的治療必須讓病患想起他所擁有的自由，然而沒有人能夠從外在判定癮頭以及自由的程度。最重要的是，沒有人能確定自己在類似的成癮壓力下，是否也會違背意志去喝酒，這點讓治療師不敢過於篤定。

因此治療過程也有了自由。人們總是能從自由的角度探討精神疾患所代表的意義。世界上有所謂的「退休精神官能症」（Rentenneurosen），罹患該症的患者因為不喜好工作，更享受退休生活，於是有意識地模擬患病的症狀，以達到自己的目的。要治療這類型的精神疾患當然毫無希望，因為這群自願當病患的人接受治療的動機近乎於零。然而也有不那麼刻意的例子：有些人在面臨某些生命事件時，會以精神疾患做為該事件的「反應」，然而我們卻無法探究裡頭有多少自覺的成分。無論如何，我們永遠能以自由的角度看待所有心理狀態，只不過它不一定總那麼合適罷了。我們可以將生命視為個人的藝術作品——這不僅適用於偉大的藝術家，基本上它能套用於任何人的身上。不管怎麼說，「命運掌握在自己手上。」這句俗語並非毫無道理。

根據自由做出的決定，無論如何都不屬於疾病。它可好可壞，可以好到令人難以想像，也能壞到無以復加。不過沒有任何心理療法能夠促進或避免善與惡，因為善惡從來就不是病。對比之下，精神疾病是對人類自由的限制，讓人無法行善也無法為非作歹。患者或多或少受到病症的限制，以至於無法說出或做出他原本想說的話或想做的事，因此治療師會建議處於重度發病期間的患者不要做重大決定，例如結婚或離婚，接受一份新工作或辭職。好的治療將讓患者在精心規畫的療法下，盡快恢復得以做出類似決定的選擇自由。

人性尊嚴與選擇自由：病人至上

與存在密切相關的自由觀點，終究是所有看待生命的方式裡頭最重要的一個，它將人的因素包含在內，而不僅僅是病症本身。所有精神疾患的表面下，總是存在著個體自由，即使人們對於特殊的精神疾病只能臆測，情況應是如何。人性尊嚴的基礎，建立於對這項神祕特殊的人類存在本質的尊重，而它也是區別一間精神病院是否友善或人道的關鍵。不人道的精神病院只能將患者視為不同症狀的集合，因此自由空間對一間人性化的精神病院來說相當重要，我們不能以治療的觀點看待所有事情。有時患者必須被允許做他們想做的事，無論如何他們都應該盡可能避免成為治療規畫的一部分。世界上只有少數研究提到職能治療、藝術或音樂治療是以何種方式提供協助，但我們確知，被迫接受的治療難以發揮療效。因此選擇自由成了治療過程中人性尊嚴的具體論述。

告知後同意（informed consent）——意即告知病患後取得其同意的法則，適用於醫療的各個面向，但在精神病學中尤具爭議性。一方面患者有時會因罹病之故，導致選擇自由暫時受限，因此一個法治國家——德國，會在嚴格規定之下，為患者挑選能替他做出決定的人選；另一方面，對病患自由的尊重也必須是所有行為的核心。原因在於，為了實現患者自由而克服因疾病所產生的束縛，是所有治療的目標，因此最終都必須由病患自己來決定治療的目的，而治療師必須站在合作的立場，協助患者實現目標。不過有時也可能出現相當奇特的心願。

當我仍是精神病院裡的年輕醫師時，經歷了一場關鍵事件。一名年輕女性罹患慢性精神分裂症，她會幻聽。這名病患雖然聰穎，但有些怪異，因此需要仰賴治療，不過看起來心情愉悅的樣子。我仔細瀏覽她的病例之後，發現先前的治療師基於我無法理解的理由，竟然未曾試著加重藥品的劑量，好讓這些聲音能夠完全消失。我簡短地和該名病患討論了此事。等到下次門診時，我卻看見一名異常沮喪的病患。我到底做了什麼？她的情況比先前糟糕許多。我問她聲音是否消失了，她回答說是，聲音不再出現了，但這正是問題所在。先前她總是聽見一名已故的女老師親切的聲音，這對她有所幫助，但現在這個聲音不見了……我百思不得其解。先前我學的是如何讓病患不再聽見聲音，並且將這些知識正確且有效地應用在患者身上，但這名病患不但沒有心懷感激，反而對我破口大罵。我試著站在她的立場想：這些聲音並不困擾她，反而是她世界的一部分，她顯然在其中悠然自得。因此我決定調降抗精神藥物的劑量，直到這名女老師的聲音再度出現為止。病患很滿意，而我也學到寶貴的一課。當然對多數人而言，幻聽是令人不適的干擾，但有時也不盡然。由於我們處理的並非診斷本身，而是患者，再加上重點在於協助病患達成目標，因此我很清楚該特殊案例的治療結果該是如何。

從此之後當我遇到經驗豐富的病患，總會向他們解釋目前科學上相關病症的情形，再讓他們自行決定，要吃什麼藥以及該用多少劑量。當然我只會提供道德上我能負起責任的治療目標和方法，不過衝突倒是極少發生。因為基本上患者都是明理之人，既然有理智，怎麼會希望長時間自我傷害？

現代關於服務的想法適用於精神病學，或許也讓人聯想到中世紀的醫院騎士團（Krankenanstalten der Johanniter），他們視患者為他們的「主人」。精神病學的自由空間能存在於任何與宗教神職人員的談話中，因為它並非醫療導向的治療談話，所以治療師不會表現得綁手綁腳。反而在最佳情況下，它會是兩個存在個體間的自由交流。

宗教觀點是存在觀點的集體形式，毫無例外地，人們得以透過宗教的角度看待所有心理狀態——將其視為神的旨意或者惡魔的意圖。從科學的角度來說，它並不確實存在，但也沒有錯。更重要的是，宗教的角度適不適用於個別案例，或者對其有無益處。因此重度憂鬱症患者認為他的幻覺來自於上帝或魔鬼，此時如果沒有順著這個角度切入治療，患者便無法痊癒。篤信宗教的精神科醫師將與無神論者針對這點做出激烈爭辯。

不過如果一個人在事後將他的疾病視為上帝的神蹟，或惡魔的意圖，這就是特定個人某種可能的觀點。從精神病學的角度上，是無法被反駁的。如果精神科醫師或者心理治療師能在類似情況下，尊重患者的虔誠信念，那麼患者便不一定非得接受虔信宗教的精神科醫師的治療不可。有時在那樣的情況下，反而可能造成反效果，因為某些治療師將會模糊心理治療和傳教之間的必要界限。

宗教角度的例子再度印證了一點：看待心理現象的不同角度並不在於找出真相。過去不同治療流派之間爭辯著生物學、精神分析、行為療法或者任何其他觀點的正確性，並認為別的流派看法有誤，幸好這個情況現今已不復存在。亞里斯多德認為診斷的目的僅只在於協助治療，這個古老想法幫助瓦解了意識型態的辯論。因此現今的精神科醫師和心理治療師需要具備轉換觀點的能力，他們必須了解許多方法，並在之後選出最適合病患及治療師本身的療法。

第五章　如何治療？

1. 心理治療簡介

什麼才有效？我們的選擇非常多，大概有超過五百種方法。我們必須了解每一種方法嗎？我們必須一個個試過，才知道哪種合適？有人曾經聲稱，世界上的治療方法就跟治療師一樣多，因此我們別無選擇，必須區分哪些才是重要的。某些療法在過去彷彿替代宗教一般，靠著深植人心的魔鬼形象鞏固地位。不過如今硝煙不再，人們更客觀地看待不同治療方式的優缺點。我們知道值得信賴的心理治療並不像宗教，在於傳授真理，此外它也必須在被認可的情況下，和單純的日常溝通有所區隔。因此關於治療效率的研究並非毫無道理，事實上它確保了其獨特性以及治療談話的合理費用。克勞斯．格拉威（Klaus Grawe）於一九九四年在德國聯邦政府的委託下進行不同心理療法的效率研究，並得到驚人的結果。在他的研究中，精神分析療法得到相當糟糕的結果，尤其當該結果報告登上《明鏡週刊》的封面報導時，引發少數沒有幽默感的精神分析學家對他的一陣撻伐。過去精神分析合乎科學標準的效率測試太少；而格拉威指出精神分析僅適用於健康的人身上的說法，讓精神分析的忠實擁護者實在高興不起來。

精神分析：您的微笑暗藏什麼玄機？

現在的精神分析確實就像心理治療界的老女人，過去她們必須長時間為自己爭取名分，而那些戰鬥的回憶仍持續影響著現今某些精神分析界的沙場老將。精神分析的創始人佛洛伊德以迷人的理論挑戰當代社會，他聲稱公民社會處於肢體恐懼的荒謬扭曲狀態，過度的性幻想在社會脆弱的膚淺禮教下翻攪，奇特的心理現象便來自於這些潛意識的祕密真相。因此他試著處理當時過度激動的女子身上，猖獗的歇斯底里狀態。此新方法令人們對於無所不在的驅動世界，以及面對它時多少有效的處理方式有了不同的見解。佛洛伊德的架構建立於孩子早期與父母之間的性慾，這點無法立足於科學界，尤其是自然科學的領域。因此當它成為當代潮流的同時，也成功煽動了保守的社會。不過它從來不是自然科學，嚴格說來也不算是科學。哈伯馬斯批評精神分析為「科學主義的自我誤解」，這是眾所周知的事。早期的精神分析比較接近意識型態，或傳統的宗教團體，佛洛伊德將戒指傳承給最親近、重要的後輩，就像傳承主教戒指一般。他將弟子榮格（C.G. Jung）逐出師門，而他的手稿至今有時仍像聖旨一般被推崇。佛洛伊德本身並非只將精神分析應用於患者身上，還從其中建立了一套關於上帝與世界的有趣學說。上述的一切往往導致似懂非懂的精神分析擁護者，將精神分析的詮釋視為真相，但事實並非如此。

雖然佛洛伊德本身傾向於以神經科學，也就是肉體的角度看待心靈過程，但事實上他或多或少提供了實際的圖像描述，而這些圖像可能在特定條件下與患者溝通時發揮療效。當病患坐在精神分析的診療椅上，以自由浮動的語言闡述夢境和自由聯想，潛意識的元素將被沖刷至意識層面的談話，並由分析師加以點出。其中不僅是當下現象和兒時未經解決的衝突之間的關聯扮演了重要角色，患者與治療師之間的互動也是關鍵。患者在與分析師的對話過程中所經歷對症狀更加深入的見解，才是決定性的療癒因素。就連許多其他精神分析或深層心理學的治療方法也回到這個基礎點上，其中想當然爾有分析心理學家榮格、阿德勒（Alfred Adler）的個體心理學，某方面還包含所謂的人本療法，例如弗列茲．波爾斯（Fritz Pearls）的完形治療（Gestsalttherapie）和莫雷諾（Moreno）的心理戲劇（Psychodrama）等等。這些方法同樣不代表真相，它們就跟所有療法一樣，只是或多或少有用而已。

人們發現精神分析的效果比其他方法更不容易證明時，宛如大夢初醒。抱持意識型態的古典精神分析學家並不為此感到困擾，因為缺乏效果當然無法駁斥「真相」，但該理論中比較理性的代表了解到其中足以威脅精神分析的危險。他們克服了過去科學理論的問題，以人文科學的角度設計出一套不同而且確實的精神分析，並開始進行效率研究。就連他們彼此之間也存在著矛盾，並有時與創始人佛洛伊德之間維繫著巧妙的關係。魅力十足的分析學家奧圖·肯柏格（Otto Kernberg）有時會帶著些許幽默將雙手朝向天空宣誓：「神聖的佛洛伊德，請原諒我！」但不是每個人都如此有主見。關鍵問題在於對過去的關注，尤其是病患的童年。能否妥善處理這點，將決定一個人是否為一名好的治療師，如果堅持將當下的障礙和過去連結，情況糟糕時可能意味著精神疾患無法好轉，因為一個人永遠無法拋棄過去。而假使當下的障礙和過去某個無法釋懷的事件大有關係，病患又該如何超越障礙？將焦點著重於過去和病患缺陷的作法，可能在不當治療下引發所謂的「心理治療缺陷」（Psychotherapiedefekt），也就是在心理治療過程中產生的精神疾患。

某天有一位知名的媒體界人士來找我，別人建議他前來接受治療。經過幾週的時間思考自己是否真的具備某些缺陷後，這位本來相當自信的男人變得極為不安。因為在神祕心理學知識的偽權威底下，他經常被鼓勵以批判性的角度看待自己精神上的癥結，現在他果然過著非常悲慘的生活。如今治療的重點必須放在，以治療師的權威將注意力的焦點堅定地轉移至這名心理治療受害者仍然具備的能力和精神上。沒多久這名病患便不再是病患，而又做回他自己了。

伍迪艾倫長期以來不幸的臉部表情，是缺陷導向療法令人擔心的典型副作用。在電影中他和其他人陷入精神分析的詮釋世界，而且顯然不能再從這座灌木叢裡找到出口：「你的精神分析師怎麼說？」伍迪艾倫的黑色幽默絕對是對精神分析驚人普及化的諷刺。所有注重細節的圖報雜誌讀者都自以為了解口腔期（零到一歲的期間）的問題——太早吸奶嘴、太晚吸或者吸太久，將無法避免地導致「口腔性格」，並因此引發成癮或其他嚴重的精神疾患。然而相當悽慘的是那些受到接下來的肛門期所影響的人——太早用馬桶、太晚開始或者根本就在馬桶旁邊……激進邪惡的「肛門性格」將無可避免地影響一個人的職業觀點，他們將成為會計師或連續殺人犯。我承認這些是單人脫口秀式的精神分析誤解，但擁有這樣想法的人絕不在少數。

不過關鍵卻不一定在於使用的方法。精神分析治療的好壞、時間長短，就跟所有其他心理治療一樣，大大取決於治療師本身。一些傑出、有智慧的精神分析學家跳脫某些精神分析的死胡同，改而採納現代科學標準，並成功地治療病患。除了治療師以外，當然患者本身及其罹患的精神疾患種類，也對於這種特殊療法是否有機會成功影響甚鉅。因此試驗療程是必要的，好讓治療師和病患得以確認彼此「合不合」。可惜長久以來我們還未能確定，哪些病患和哪些疾患種類較適合採用哪些方法和由哪種治療師進行治療。如果有人在一生中重複經歷同樣的無助困境，並願意建立其與生命歷程的連結，那麼現代的精神分析師便能提供有效的協助。因此精神分析也是一種適用情形視狀況而定的心理療法。由於它費時較長且花費高昂，所以不可能適用於所有的精神病患。而對於特定的重度精神疾患，如精神分裂症或重鬱症患者而言，古典精神分析並不適合，甚至可能造成傷害。

行為治療：方正、又好又實用

精神分析的頭號敵人向來是行為療法。它不像精神分析一樣強調神祕且不祥的元素；行為療法很務實並以效率為導向。行為治療師並不只是聊天，或者聽病患說話而已，他們會採取行動。如果您在電視塔（Fernsehturm，譯注：電視塔常為德國城市中的著名地標，外型高聳）上遇見一個看來有些害怕的人，而從旁有人替他建立信心，那他們或許是一名懼高症患者及其行為治療師。患者會在治療師的陪伴下，做出數年來無法從事的行為，基本上這類型的患者已經很久沒有體驗這些會引發恐懼的情況了——羅患懼高症的人不會上電視塔；有電梯恐懼症的人不再搭電梯；患有廣場恐懼症的人，不再經過空曠場地。然而腦袋中的恐懼卻隨著時間增長，並經常延伸至其他生活領域。讓患者在安全的陪同下，暴露於引發恐懼的情況中，該方法仰賴的是某個心理特徵——總有一天人們會習慣所有事情。如此一來剛開始高漲的恐懼水平會在幾分鐘後下降，而患者將在長久以來首次透過或多或少無懼的方式，體驗這個令人完全無法想像的情況。該方法能夠消除懼高症，也能用來處理許多其他的恐懼。

經典的行為療法並不關心症狀背後可能的動力，它只關心症狀本身，和外在可被描述的行為，尤其是人們如何消除症狀。行為療法認為這些疾病行為是經過生命歷程學習而來，因此也可以再度被忘記。所以它建立了一套科學上得以確實評量的方法，目的是為了盡快且永久地排除症狀，而這也是病患想要的。精神分析對於這類型療法的常見批評是，它只停留在表面，因此鑽研得不夠「深」。不過研究顯示，行為療法的效果確實較為持久。

行為療法從發展至今極端專注於外在症狀，並在治療過程中加入促進理解的認知觀點，這種做法也出現於精神分析的療法當中。行為療法的「認知轉向」，讓該治療方式成為約是全球學界擁有最多證明的心理療法。目前已經出現敘述詳細的指導手冊，讓治療師在某種程度上能以標準化的行為療法處理特定的精神疾患，不過仍然有某些患者，無法透過此法獲得改善。

系統革命：如何解決問題？

精神分析試圖在過程中治療單一個體，而行為療法主要處理的是單一症狀。不過人總是群居動物，因此在美國和義大利平行發展的系統療法，便將焦點著重於人與社會的關係。來自米蘭的精神分析學家瑪拉．帕拉佐力（Mara Selvini Palazzoli）以傳統精神分析的方式個別治療罹患厭食症的少女。厭食症是一種可怕的病症，因為它難以醫治，也導致它成為死亡率最高的精神疾病之一。有兩成的年輕女性患者為此喪命。對帕拉佐力來說，密集治療沒有達到實際成效，令她感到格外沮喪。之後她開始將家庭因素納入考量，並使用其他的治療方法，隨即有了成效。

如果一名少女患有厭食症，這多半跟生命中的危機有關。可能是父母親準備離異，而正值青春期的女兒還不滿意自己的身體形態。在感受到雙親之間的緊張關係後，便開始減重，令注意到這點的父母感到憂心。這名通常非常聰穎的少女吃得越來越少，大量運動，偷偷嘔吐，體重因此變得更輕，而父母親的憂慮也隨之攀升。越來越困惑的雙親開始合作，為了幫助在他們眼前瘦得只剩皮包骨的小孩。然後開始了精神分析的個別治療，但患者該如何在這種情況下增重？她一定會擔心自己的體重增加後，父母親不再合作並且分道揚鑣。這個可怕的症狀被賦予了意義，因此不容易消除。所以如果不將家庭系統納入考慮，這類型案例的治療注定失敗。基於這點，帕拉佐力將父母親的因素一併納入，如此一來才能讓這名少女清楚了解到，雙親不會因為她的增重而分手，或者雙親離異對她來說不會是天大的災難。唯有當她理解到這一點，才可能允許自己恢復體重。

其他的治療學派也在過去這段期間學到，將社會環境納入考量的重要性。不過這個新的系統性思考還為心理治療帶來其他截然不同的革命性影響。與米蘭發生的事件無關，在上世紀四〇年代加州的帕羅奧圖（Palo Alto）就已經發展出類似的想法，創始人包含葛瑞利．貝特森（Gregory Bateson）和暢銷書《如何變得不快樂》的作者瓦茲拉威克。帕羅奧圖學派捨棄傳統上認為存在所謂「絕對的」厭食症、精神分裂症和憂鬱症的概念。「到底事實的真相是什麼？」瓦茲拉威克挑釁地問道。系統治療提供了一個全新且較有彈性的觀點來看待現實，因此系統治療並不等同於家族治療，雖然它為這個治療方式帶來許多重要的刺激。基本上家族治療可以透過任何治療方式進行；從瓦茲拉威克的系統觀點出發，「絕對」憂鬱症的真相被拆解成病患、家屬和治療師的角度，而這些角度多半相距甚遠。此外隨著時間的進展，就連憂鬱症的絕對樣貌也不斷改變。然而治療師的任務是要找出有用的角度並且強化它，因此疾病症狀也有它的意義，它不僅可被視為缺陷，也能以資源和動力來源的角度被看待和使用。「壞的那一面有哪些優點？」瓦茲拉威克這麼問。他的回答是：「觀點轉換和出其不意的介入。」因此他可以在極為糾結的情況下「突然做出顯著的改變，並且真正帶來影響。」系統治療師將新的動力帶進原先僵化的系統中，先前裡頭充滿了某些不怎麼有用，因而令人痛苦的陳規。

「您到底為什麼這麼沮喪？」如果問憂鬱的人這個問題，從治療的角度來看並不怎麼高明。因為憂鬱症患者已經如此自問很久了，卻沒有得到任何解答。如果現在他還得花四十五分鐘跟另一個人講述自己生命中所有的悲慘遭遇，之後他應該不會好轉，反而會變得糟糕透頂——而且現在他還知道自己糟糕的原因。所以系統治療師會問患者完全不同的問題，比方說：「您和憂鬱症共處這麼久，到底是怎麼辦到的？」在回答這個問題時，患者會說出完全不同的故事，像是他至少還會畫一點畫，去散個步和拜訪幾個朋友，雖然能做的事情不像過去這麼多，但至少還有這些事。這表示患者被問到這個出乎意料的問題之後，會提起自己在憂鬱期間仍然具備的那些極為個人的能力。而如果患者沒有這些能力，我們又該如何進行心理治療？以關愛的方式拓展這些能力，著重於有益的部分，這是所有資源導向心理療法的意義所在。相反地，如果在心理治療的談話過程中，越是關注患者身上無可否認的缺陷及其因果，就越可能在最糟的情況下增加患者的無助感。專業治療師必須成功地將病患的心思引導到自身能力上，因為想法和語言將創造某種真實，而這個真實將決定一切。因此不斷跟患者聊到「憂鬱症」，不是一個太有用的方式。系統治療師不會將診斷和症狀奉為圭臬；反之，他們將僵化的想法鬆綁，並將注意力轉移到患者過去和當下所擁有的充滿創意的個人解答。「因為健保局的緣故，我們才需要診斷。」瓦茲拉威克有一次在我任職醫院所舉辦的研討會上開玩笑地這麼說。

不看問題，只要解答：牙縫的祕密

來自美國的史提夫．狄．世沙（Steve de Shazer）將以上療法持續發展成解決導向治療（Lösungsorientierte Therapie），它極端忽視問題，只關心解決辦法。這縮短了治療時間，也導向有效的個人解法。其基礎來自於二十世紀最有才華的心理治療師米爾頓．艾瑞克森（Milton Erickson），行動不便得坐在輪椅上的他，也因此對人觀察入微。如果要談他對治療的影響，透過催眠療法一詞只能得到概括的印象。艾瑞克森在介入時利用語言的影響力，從用字遣詞一直到語調和手勢，全都是為問題解法所做的最佳設計。相較之下催眠對於艾瑞克森來說，只是個邊緣現象。此外眾所皆知的是，催眠並非不正經的胡鬧，而是一種良好的放鬆方法，在過程中病患不需要像自律訓練（Autogenes Training，譯注：自律訓練是由德國精神科醫師約翰．舒爾茲〔Johannes Schultz〕所提出透過自我暗示所進行的身心放鬆法）一樣，自己說出放鬆建議，而由他人接手這個工作。

以下這個艾瑞克森的治療案例相當傳奇：某天有一位年輕女子來找他，她將一疊美元鈔票放在桌上並說，這是她僅存的積蓄，她打算把它花在心理治療上，等到這些錢用光以後，她就要了結自己的生命。通常一般人不會接受這樣的病患，因為誰會想治療一個不久後確定會自殺的病患？但擁有超群人性洞察力的艾瑞克森破例地接了這個案例。這名女子跟他說，她一直有感情困擾，不久前才又結束一段關係。她覺得自己看起來很嚇人，因為她的牙齒中間有個縫。公司同事很少注意她，和她在同間辦公室工作的同事把她當作空氣，連一次招呼都沒打過。當她跟艾瑞克森講完這一切之後，他問她願不願意跟他一起去庭院。庭院裡有一座噴泉，艾瑞克森要求她從水池裡取出一點水來放進嘴裡，將水透過牙縫射向某一個特定的點。這名女病患照做了。經過一番練習之後，她終於學會如何讓水能穿過牙縫射中數公尺遠外的某個點。之後艾瑞克森再要求她，在毫無預警的情況下將水從牙縫噴向那名跟她同間辦公室的同事，然後不作任何解釋地離開那間房間。該名女病患雖然覺得這項任務很怪，但反正她也沒什麼好損失的。她照艾瑞克森所說的做，結果發現她和這名同事之間第一次有了對話。接下來兩人的談話次數越來越頻繁，最後甚至還私下相約。治療結束數年後，艾瑞克森收到一封信，信內有一張和樂的全家福照片，上頭有四個小孩，所有人都咧嘴笑得很燦爛。照片下方寫著：「如你所見，艾瑞克森，我的孩子中有三個幸運地擁有了大牙縫。」這是個精采的心理治療案例。幾乎要成為自殺理由的牙縫，卻成了祝福和解藥，讓病患得以從困擾的偏見中解脫。艾瑞克森總是能以這種方式成功地介入。

焦點解決治療尤其能在成癮症患者身上得到印證。由於患者本身和周遭環境的關係，他們多半相當專注於自身的問題。他們當然也預期治療師會問自己身上到底什麼地方出了錯。而後他們會驚訝地發現，治療師竟然先問他們如何結束復發。他們困惑地聽著這些話，治療師竟然不太關心酗酒期，而著重於他們成功戒酒的時候。當他們回想起越多生命中的成功，便會更加記得自己為了達成這些事情時展現的能力。他們的自我形象變得更加正向，光是這點就能增加再次成功的可能性。因此治療師詢問病史的方法也成了治療的關鍵轉捩點，如果沒有受到這類治療的啟發，而將焦點圍繞在問題上，病患只會一再想起自己的失敗。雖然這或許讓他更加認識自己，卻不一定能有助於找到解法。

「解法跟問題毫無關係。」世沙在我的醫院所舉辦的研討會上，一開始就出乎意料地說出這句話。對深思熟慮的德國人來說，這聽起來像是一句膚淺的挑釁，但它卻是嚴謹學術調查下的結果。有人分析密爾瓦基（Milwaukee）醫療機構內所有的病患，他們確切描述了患者前來治療時的問題，也同樣確實記錄下治療結束時的解決辦法。試著將兩者連結之後，卻發現它們之間毫無關聯。這很驚人，畢竟「先知道問題，才能夠解決它」聽起來很理所當然，但實際情況並非如此。因為問題是個生命事件，它以某種方式由外與生命的道路交錯，而解決方法得從每個人身上各自具備的特定能力找起。如果有人在面對壓力時，能透過聆聽音樂獲得平靜，他便能將這項能力運用在解決各種與私生活、工作或社交有關的問題上，而音樂則無法幫上其他人的忙。不過即使如此，這些人也曾經在生活中成功地解決過問題——只不過用的是其他能力。

基於這項理由，提出像「如果我是您的話……」這類的建議並不怎麼專業。每個人解決辦法的能力都不同且有限，而專業治療則必須將注意力聚焦於有效的能力上。相反地，問題來自於這個世界源源不絕的災難，因此它無法被預測。此外，既然它不屬於自身範圍，也無法被人影響，我們就不該浪費不必要的時間在問題上。世沙曾經寫過一篇有說服力的學術理論文章，標題名為「壞事偶爾會發生」，文中主要是呼應路德維希·維根斯坦（Ludwig Wittgenstein）的語言哲學。這類型文章快速地消除了我所抱持的典型德國人的偏見——世沙的短期治療是給精神上的窮人吃的美式速食。這些新的治療形式不僅有極為可信的理論基礎，還希望透過極端的影響力讓病患快速且持久地消除症狀。這種方法不可能錯得太離譜。

某天有一位女病患來找世沙，她說自己有個毛病，但無論如何都不好意思說。通常這代表著治療即將結束，即便它都還沒開始。不過世沙與眾不同，他接受每一位病患，也包含那些意願不高的。原因是會找上他的病患，都是擁有某些煩惱的人。至於在複雜情況下找出提供協助的方法，不是患者的責任，而是專業治療師的工作。此案例的任務很清楚——他必須在不知道問題的情況下找出解答。世沙尊重這名女病患的情況，並問她：「如果將程度以零到十來表示，零代表糟糕透頂，狀況不可能再更糟了，十則代表問題完全解決，目前您在哪個等級？」病患說二。之後世沙又問了一個標準問題：「您是如何從零變成二的，什麼事情幫助了您，而現在哪些部分又比在零的時候還要好？」

因為患者不希望講出問題，也不希望在回答中透露問題的跡象，世沙因此要求這名女士確實想像答案的內容。想像結束之後，世沙提出下一個問題：「過去哪段時間您曾經處於三或者四的階段？」病患再度於腦中想像那些情況比較好的日子。經過幾個其他問題之後，世沙回到「第一次診療的必備問題」：「請您在三週後再次約診之前，想像目前在生活或行為上，有哪些不該被改變的地方。」

病患當然知道自己想改變的地方，而這個想法讓注意力不斷被拉回到缺陷身上。每個人都有缺陷，而這些缺陷會阻撓我們完成美好的目標。然而「第一次診療的必備問題」將注意力轉移到許多個人的能力上，這是問題纏身的病患過去理所當然忽略的部分。不管治療師在下次見面時是否真的詢問病患不想改變什麼，這根本無關緊要；重要的是這個問題讓患者在這段期間內把注意力放在有用的地方——而它將帶來影響。在第二次治療時，世沙還會提出知名的神奇問題：「請您想像晚上很疲倦地上床睡覺，而在睡覺時，發生了奇蹟。您的問題突然徹底不藥而癒。白天醒來後，您並不知道發生過奇蹟，因為當時您正在睡覺。您將如何得知奇蹟曾經發生過呢？」如果回答只是概略的說法，例如：「我過得比較好。」那麼治療師會再問：「您如何察覺自己變好了？」直到患者能夠具體描述出可被察覺的行為模式為止。

為了釐清整個情況，治療師也可以問，特定的親屬如何得知發生過奇蹟，或者詢問，比方說在電影中經歷奇蹟後的景象可能為何。當這些具體描述形成，便不再對目標有過於理想化的想像，也讓它得以確實發揮效用。奇蹟問題的重點在於，病患將描繪出他高度個人化的治療目標。有人會說他終於可以在早上煮蛋當早餐，也可以去拿報紙；有人卻完全相反，在奇蹟之後終於能放鬆地好好睡一覺。當病患花越多時間談論這件事，答案的樣貌便越呼之欲出。病患不再沉溺於問題，而開始專注於解答，這個狀態為治療過程帶來相當大的進展。

回到先前的案例，世沙接下來跟這名病患進行了兩三次的療程，期間他又提出其他問題，而她依舊每次都在腦中想像答案。病患有顯著進展，也很積極配合，最後她終於達到等級八，並表示覺得自己好得差不多了，希望能結束治療。幾個月後世沙收到一張來自遠方的度假卡片，這名病患表達了萬分感謝，並在結尾處寫道：「……對了，現在我是等級十二。」世沙一直不知道自己到底處理了什麼問題，不過他還是相當成功地和患者一同建構出解決辦法。

因此實際上狹隘且自以為是的心理療法應當被終止，而某些療法我還能更深入地談。卡爾．羅杰斯（Carl Rogers）所提出的案主中心治療便是一種被認可的療法。治療師在過程中不多做詮釋，而讓患者在被接納的氛圍下自我覺醒。現代心理學在過去短短一百年內有如旋風般形成，從過去的相互攻訐到現在彼此尊重、合作，人們將其他學派的有用之處融合進自己的療法，並考慮最根本的問題。如果心理治療是受苦的病患與身懷絕技的治療師之間不對等、目標導向、與特定方法有關，且在特定時間內涉及金錢的不自然關係，那麼心理治療便被明確定義，意即它的詮釋是受限的。而在值得信賴的心理治療中，成功往往也有其範圍。

幸福或甚至是生命的意義，不包含在心理治療的範圍內，其目的也不在於打造一個完美的人。心理治療師並不比其他人擁有更多智慧或生命經驗；無論如何，治療時的談話都不會是最好的溝通模式，它們並不自然，如果順利的話將會非常巧妙，但它永遠不可能直截了當。對於精神分裂症、憂鬱症或其他精神病患者來說，最佳的溝通形式會發生在與肉販、麵包師傅或者店員——也就是所謂的正常人之間。只有偶爾當精神疾患過於嚴重，導致患者不再能順利溝通時，心理專家才必須介入，不過一旦最佳的溝通模式能再度運作，就得終止療程。所以時間越短越好，這是所有治療都必須達成的倫理要求。因為治療是工作，而非真正的生活。更重要的是，它必須盡快協助病患恢復充滿樂趣的人生，並忘掉所有精神疾病。

因此謙遜是所有良好心理治療的正字標記。在各式各樣的方法裡，心理治療只是其中一個因應的可能性，有時它能帶來助益，鮮少會有害處，並在使用時得隨時小心，因為每個有效的方法通常也都有副作用，這個藥理學上的基礎原則也適用於心理治療。知名的精神分析學家克里斯汀．萊默（Christian Reimer）揭露病患經歷過長心理治療的例子，這種遭到錯誤對待的方式令人震驚。長久以來，這個話題是項禁忌。萊默引述一名治療師對於病患在經歷十年的心理治療後，（完全合理地）決定終止治療而感到忿忿不平的信。治療師的自戀心態可能讓治療成為病態的安排。如果治療師認為自己代表患者的全部，他便不再具備帶領病患邁向自由的能力，反而走向了羈絆與依賴。世沙堅持，焦點解決治療也必須包含擺脫治療師的部分，而且越快越好。他在診療間的門上寫著：「短期療法有益於病患，但它對治療師沒有幫助。」

2. 最後方案：醫治身體是為了治療靈魂？

爭議：心理化學的魅力與不幸

最近德國學者接受一份調查，問題是：哪種療法對精神分裂症最有效？藥物治療、藥物治療搭配心理治療或者單靠心理治療？絕大多數人投給了心理治療，但這顯然是醫學上的失職。到底一般人對精神科藥物的特殊偏見從何而來？

絕對不是來自精神科藥物本身。因為就連心理治療學派，也放棄了治療精神疾患的獨大地位。我們必須理解某些精神疾患無法避免藥物治療，而且就特定的診斷結果而言，藥物甚至是決定性的關鍵，尤其是在精神分裂症和重鬱症的治療上。然而多數人對此的了解甚少。「我們不該隨便因為一個談話對象所給予的評價，就塞進一堆藥物。」有些病人因為擔心這點而拒絕接受藥物，結果病發之後，了結自己的生命。藥物治療的宣導因此成為現今相當熱門的話題。

我在就學期間剛開始接觸精神病學時，也對精神科藥物抱持懷疑的態度。在針對糖尿病、心臟衰竭或者其他身體疾病時，我認為藥物治療是理所當然的。身體需要的物質，可能受疾病之累而導致身體無法製造足夠的量，又或者藥物能夠幫助身體克服疾病，或至少讓患者得以在忍受範圍內生活下去。不過如果是精神層面，和人類靈魂有關的疾病呢？人們對於化學藥物在這方面的介入感到不太自在。難道這不是一種絕對的操控，和對自由的剝奪嗎？即使病患同意，醫師也有權利這麼做？

或許這些顧慮跟過去柏拉圖靈肉分離的概念有關。新柏拉圖主義者認為，靈魂才是實體，身體只是暫時囚禁高貴靈魂的骯髒監獄；而基督教徒並不認同這個以分裂角度看待人類的方式，因為他們相信「上帝的化身」。對新柏拉圖主義者而言，這是個令人作嘔、褻瀆上帝的想法。因此基督教徒並未採納柏拉圖對靈魂的定義，而接受他的學生兼對手——亞里斯多德的看法，並和他在一三一三年的維也納會議中，一同將靈魂定義為形成身體的力量（forma corporis）。該定義對西方的深遠影響，一直延續到德國聯邦醫師公會（die deutsche Bundesärztekammer）所提出的定義：死亡是「器官系統功能完整性的結束」，而不僅僅是精神活動的終止。因此靈魂延續先前提及的傳統，被視為與肉體密不可分、賦予肉體生命的原則。嚴格說來，基督徒難以想像只有靈魂而沒有容納它的驅體，而靈魂介於人類死亡與「肉體復活」之間的狀態，也無法被定義。就此整體性的觀點而言，透過藥物治療精神疾患，原則上不成問題，因為一個人的精神層面勢必對身體造成影響，反之亦然。此觀點比柏拉圖的想法更加接近現今科學的角度。從此整體性的角度看來，精神藥物的治療並未越界，因為界線根本不存在。

現今我們一方面知道心理治療對大腦產生的生理影響；另一方面，大腦在生理上的改變將對心理造成什麼影響，也早就眾所周知。因此理所當然地，有時透過藥物影響生理比較有用，有時則是心理治療——而在多數情況下，希望兩者都有效。

因此理論上我們沒什麼理由反對精神科藥物，但我還是感覺不太舒服。在我受訓的初期，見證過一名精神分裂症患者，在極嚴重的情況下被送來就醫。這名患者出現幻聽，而這個聲音老是對他的行為做出貶抑的評價，並給予命令。同時他的腦袋相當清楚，知道自己人在哪裡，可以理性地談論政治情況等議題，並點出其中細微的差別，然而他卻如頑石般堅信自己遭人追緝，必須承受可怕的苦難，而我們全都跟他身後的惡勢力是同一夥的。

這名男子是絕頂聰明的數學家，但不管別人怎麼做，都無法去除令他膽戰心驚的被迫害妄想症。這正是妄想症的特點——人們無法用論點消滅它。然而如果這個方法成功了，我們也不需要否定整個精神病學；因為如此一來，根據知名標語「丟出去的迴力鏢如果沒有飛回來，它就不是迴力鏢」的道理，這就不是妄想，而只是個堅定的想法。當時他接受所謂的抗精神藥物治療，為了加速藥效，一開始以注射的方式，然後改喝藥水，之後才服用藥錠。大約四週後病患的妄想症狀已經完全消除，還疑惑地問：「醫師，您說我當初怎麼會有如此莫名其妙的想法？」當我們把藥量稍微降低，妄想再度以輕微的形式出現，病患因此堅持將劑量提高。治癒病患的絕對不是我們之間的談話，而是藥物。藥物並未限制患者的自由，反而解放了他。先前病態瘋狂的妄想念頭阻礙了他自由和獨立思考的機會，是藥物讓患者得以思考他所想思考的事。

精神科藥物的使用必須以鬆綁患者為前提，其餘的在當下都是不負責任的操控。類似於精神分裂症，重鬱症也能透過抗抑鬱劑來治療。存在超過五十年的抗精神藥物和抗抑鬱劑從來不會讓人上癮，而現代的複方成分也比過去少了許多副作用。長期服用抗精神藥物可能帶來短暫的帕金森氏症症狀（僵硬、行動不便和顫抖），例如行走障礙，或最顯著的是出現不自主運動。當然也有用藥過量的例子，而患者看起來確實像是「被藥物塞滿」，另一個常見的嚇人說法是「被人用藥安撫」。抗精神藥物和抗抑鬱劑如果使用正確，並不會讓人平靜，事實上正好相反。當精神分裂症患者接受適當的藥物治療，不再擁有可怕的妄想念頭後，便能再度積極參與生命。重度患者擺脫憂鬱症之後，他不是「被人用藥安撫」，而是能夠再度活力充沛、生龍活虎地面對他人。如果用藥過量，在健康的階段時還可能有預防的效果。所以在此情況下，精神科藥物跟許多其他病例都一樣，可能是心理疾病的重要選項。如果排除用藥，將可能失去挽救生命的機會。

不過如果只是概括性地貶低精神科藥物，我也想跟著一起罵。因為最常被服用的精神科藥物是所謂的苯二酚，它是一種鎮靜劑和安眠藥，某種程度上極易上癮。即使在某些情況下服用四週後便可能成癮，許多人卻仍毫不批判地使用它。雖然這些藥物有其適應症，也就是該藥物能被使用的醫學原因，但偶爾也能在極度恐懼和其他混亂狀態，或發生嚴重睡眠障礙時使用。當然這得在絕對必要的情況下才行。然而人們往往小看了這些「快樂藥丸」所帶來的問題，長期服用苯二酚不會幸福，反而會讓人上癮。

「醫生，這治得好嗎？」奇怪的是，這大概是精神病患的家屬最常問的問題，而絕大多數的回答都是肯定的。因為現今在精神科藥物的協助下，當然能夠治癒重鬱症，讓患者完全恢復至病前的狀態。甚至絕大多數的精神分裂症患者也都能完全康復，或至少恢復到能夠從事工作，或察覺正常的社交接觸。可治癒性的問題對我們醫師而言，當然是個關鍵，因為所有努力都必須盡量往治療的方向前進。然而當精神科醫師被問及這個問題時，背後往往暗藏了其他訊息。一般人想知道的，不是患者能否痊癒，而是能否確保患者不會再次罹患精神疾病。雖然每個人都認為，當發燒和其他症狀消除時，便代表流行性感冒已經好了；而理所當然地，這不代表我們一輩子都不會再得到流行性感冒。憂鬱症和其他精神疾病也是同樣的道理。沒有人能夠百分之百地確定，某人不會再度罹患憂鬱症，然而大家卻期望精神科醫師能夠提出這般保證。大家對心理專業人士的期待，往往比任何其他穿著白袍的「半個上帝」要來得高上一些——不要徒有暫時的治療，而要求長久確實的健康。從這個角度看來，情況將變得棘手，因為患者毫無能力達到如此的健康狀態。因此治療師是否有能力在回答這個令人心生嚮往的問題時，理性而因此讓人稍感挫敗地說出：「不論是身體或精神上的所有疾病，治療都只能令人好轉，但它從未是永久的成功。」便成為他是否值得信賴的指標。有時當治療師透過安心陪伴，成功地讓悲慘發展所帶來的苦痛變得可以忍受，即便沒有重大進展，他的工作也格外有意義。

當然我們必須承認，精神科醫師這門職業的成就感大多來自於此。因為這個領域不單單只是將骨頭接起來而已，而是即使疾病以攸關生死的方式狠狠動搖病患，如今也已經能以相對簡單的方式確實治癒患者，或有效地減輕其痛苦。過去並非如此，人們往往只能守著這些病患。那些傾向於監視而非照顧精神病患的人，被稱為「看守人」。從這樣的背景看來，我們能說近一世紀以來，醫學上沒有任何一個領域像精神病學一樣有如此大幅度的進展。現在不再有人會被長期「遣送」至某地，精神病患已經可以成功被治癒，並在人生的多數時間裡，跟大部分人一樣健康。確實，當代社會心理的協助及有效的心理療法，對於減輕痛苦大有貢獻。不過毫無疑問地，那些極重度患者尤其能藉由現代精神科藥物獲得協助，這經常讓他們得以持續正常生活。因此我們知道，許多人常說的兩個選項——不是好的心理治療，就是壞的精神科藥物——真是毫無道理，而這個說法也相當危險。事實上我們有能救人一命的心理治療，也有能救人一命的精神科藥物。兩者都有其副作用，「反正又不會有害」的想法對兩種療法來說都是致命的誤解。只因輕微不適就隨意吞下幾顆藥丸，不會讓患者獲得幫助，受益的是製藥業。一切往往取決於治療師是否以正確負責的心態看待適應症，藥物可能會開錯、劑量過高或過低，因此心理化學兼具其魅力與不幸。

驚人的發現：一名自覺病患的最後通牒

「醫師，可以請您保證我一定會接受電痙攣療法嗎？否則我無法做好就診的準備。」

我依然記得這位對自身狀況相當了解的病患。她罹患了重度且間歇性發作的憂鬱症，她從過去經驗得知，所有其他療法都不足以充分幫助她。我在受訓初期對於「電擊法」抱持高度懷疑，因為心臟電擊是所有煽情的連續劇中醫師挽救生命的重要時刻，導致一般民眾認為，精神病學上的電痙攣療法，大概也就介於虐待狂與折磨之間。

然而情況到底如何？過去人們意外發現，精神病患在自發性癲癇發作之後，狀況突然有了顯著的進展。在那個幾乎無法有效治療重度精神疾病的年代，該發現引起了轟動。因此人們約在七十年前開始以治療為由，透過人工方式誘使癲癇發作，但當時的做法也伴隨著極大的副作用——病患在嚴重痙攣的同時往往因此受傷。自從人們在電痙攣療法時搭配麻醉和肌肉鬆弛劑後，它便成了一個有效且副作用低的療法。太陽穴上的短暫電擊只讓麻醉後病人的眼皮輕微地抽動了一下，並且先前病患抱怨的暫時性記憶障礙，也隨著科技的進展降到最低。但最重要的是，它偶爾會出現驚人的效果。如果一名重鬱症患者受長達數月的罪惡妄想症所擾，並不斷出現強烈的自殺衝動，卻在經歷幾次類似的治療，脫離憂鬱症之後，完全無法理解自己當初為何有如此荒謬的想法，只對於能再度快樂地生活感到輕鬆愉悅，那麼當初的懷疑很快就會消失。當然電痙攣療法不適用於所有人，也不常被使用。不過若是只因為缺乏了解，就不去使用一個受學界高度認可的方法，將令人在道德倫理上感到憂心。如何正確描述電痙攣療法的好處及其極限，是科學報導的極大挑戰。不過我們並不需要馬上拍一部新的連續劇，裡頭還設計一位聽明的精神科醫師帶著了然於心的眼神……。

此外近期還有其他科技療法，得以打破患者僵硬的「痛苦節奏」。穿顱磁刺激（transkranielle Magnetstimulation）透過腦部的外加磁場引發電流；迷走神經刺激（Vagusnervstimulation）則會刺激病患脖子上的迷走神經，以及其他方法等等。人們將這些療法試驗於罹患重度憂鬱症的患者身上，尤其是當其他療法都不見成效的時候。

有時單純的睡眠剝奪（Schlafentzug）就能讓重鬱症患者振奮心情，不過非憂鬱症患者也能得到同樣的效果。一般人總認為一夜無眠會導致隔天早上心情不好，但情況不總是如此。我自己在念大學時有過親身經歷，那時我在專題討論的前一天晚上還得交出該門課的書面報告，我想這種情況大家都能理解。我整晚都沒闔眼，並做出精采絕倫的口頭報告。然而我卻異常地亢奮。當教授在引言時口誤，我便聽見自己直截了當且興奮地大喊：「錯了！」全部人都因為驚訝而愣住。我馬上注意到自己的失禮，便嘀咕了一些相關的話。幸好教授友善地忽略我的言語，當時的睡眠不足並沒有為我帶來正向效果。

許多讀者將會記起類似的經驗，我們正希望透過該效應幫助憂鬱症患者。人們通常會在半夜一點半搖醒病患，並讓他們維持清醒。有時隔天便會出現數週以來的些微曙光和令人雀躍的經驗，隧道尾端確實出現了亮光。就連光亮本身，也能成為治療的元素。因為人們相信，與季節有關的憂鬱症患者在日照較少的時節，情緒將變得較為低落。如果患者坐在明亮的光源前一段時間，憂鬱的情況可能因此好轉。此外還有一些其他方法。難怪精神科醫師持續不懈地研究新療法，以減輕精神病患的重大痛苦；那些一再面對患者絕望眼神的人，希望更快、更有效地提供協助，並改善其品質。以同理心看待病患絕望的面容，則是精神科學一向推崇的觀點。

然而不僅是精神科醫師會照顧精神病患，心理治療師、護士和看護往往比看診的醫師更能影響病患福祉。當然音樂治療、藝術治療和過去被稱為工作療法的職能治療、運動和肢體治療以及矯正體操，對一個人的整體健康來說也相當重要。病患能夠透過所有感官，再度主動地經驗，而不僅是被動地以患者的身分過生活。因此工作療法對精神病患來說尤其重要。創造出讓別人願意付錢的東西，對那些或許數個月或數年來被迫過著一事無成的日子的人來說，是一項重要的成功經驗。在精神病學開始使用藥物之前，工作療法是第一個效果持久的治療方法。現在這個療法在專業上已經有了高度發展，因此現代精神病學在工作療法的協助下，發展出許多美好想像，讓精神病患得以更順利地找到工作。工作不僅能帶來成功經驗，也能建立重要的社交連結，這點眾所周知。如此一來，尼采對健康的定義也再度適用，它和所有不切實際的健康幻想背道而馳，反而帶著理性的現實主義：「健康是某種程度上，仍然允許我從事絕大部分工作的疾病。」朝著此目標邁進，是有道理的。

第三部

一片光明的心理學：各類診斷與治療

工具已經備妥了，現在我們可以著手進行這項描述所有診斷與治療的龐大計畫。我們已經知道診斷是什麼；更重要的是，我們也知道它不是什麼。診斷不是事實，它是為了點出適當療法的暗號。我們知道能用截然不同的角度看待所有的精神疾患，而其中沒有任何一個觀點是真的。我們學到一些治療的意義，以及它毫無道理的部分，因此我們知道一般治療過程的整體樣貌。現在我們必須將這些對於診斷和治療的基礎認識，應用於精神疾患廣闊多彩的世界中。

第六章　如果腦袋出了問題：拍後腦不會提升思考能力

1. 如何抓住變色龍：偵探工作

在我的面前坐了一對結婚多年的夫妻，現在兩人的幸福家庭顯然出現危機，而且還是個天大的危機。先生坐在那兒看起來相當悲慘，太太幾乎是背對著她的老伴，看起來很煩躁，同時鬥志旺盛且信念堅定的樣子。她強調，這是「替他」約的診。我以充滿期待的眼神望著兩人，但沒有人開口說話。突然間她低聲咕噥：「你也說說話，我們可是為了你才來這裡的！」他遲疑地接著說：「醫生您知道嗎？我太太說我酗酒，需要找些事做，當然有時我會喝……」「經常！」她齜牙咧嘴地這麼說。「……太多酒。」「實在喝太多了！」她生氣地補充。這樣的狀況我再熟悉不過了：酗酒者長期自我欺騙，而他的妻子長期守護著這個可憐的傢伙，但最後他還是越界了。我的腦海中已經出現戒酒中心的床，推薦他參加自助團體甚至是長期治療，不過得再看看情況。這是一貫的處理方式。

我請這位太太暫時在外頭等，我必須檢查她先生的身體狀況。所有精神病學的檢查都必須附上體檢報告，而我在這裡找到了癥結。在確認肌肉反射時，我發現他全身左側的肌肉出現反射增強的現象，我預想過所有可能的情況，這點卻在我的意料之外。多次檢驗的結果依舊相同：左側的反射增強對應到右腦某處的生理過程，然而病患和妻子卻從未提及相關的情況。

沒有行走障礙，也沒有其他異常之處，如果在過去，這情況將非常棘手。因為一般的X光檢查只看得見骨頭，而看不見柔軟的部分——頭腦。幸好現在我們有複雜的技術——電腦斷層和核磁共振成像（MRI），透過它們的幫忙，我們得以觀察到如解剖圖鑑上那般微小的細節。現今這些檢查不怎麼令人難受，至少只有這些在接受檢查後取得腦部圖像的人，能夠百分之百地確定，自己確實擁有一顆腦袋！我馬上安排取得他的腦部影像，並看見他的右腦有一顆清楚的腫瘤。

在我的追問之下發現，過去半年來患者出現異常的轉變。他的妻子說，不知道為什麼他和過去判若兩人，他變得健忘，甚至偶爾會失去定向感，完全不知道自己身在何處。他因此在工作上遭遇困難，卻推託是遭人陷害。他提前退休，因此有更多時間在家裡，妻子便交付他日常採買等家事，先前身為好丈夫的他總是樂於接受，但現在他時常會漏掉某些東西。他的妻子將這些反常的糊塗事歸因於他不再重視她這個人和她所交代的事。婚姻中出現口角，從不貪杯的他現在每天晚上都會喝掉幾瓶啤酒。他沒了工作，過往一向和睦的婚姻也基於難以理解的原因陷入危機，而酒精能夠稍微安撫他的心。再加上啤酒令人舒緩，讓他數個月前開始出現的頭痛不再那麼難受。不過長期看來，喝酒對於他和妻子之間的關係一點幫助也沒有。因為現在爭吵的話題又多了一項——酒精。她覺得先生幾乎不關心她，拒絕執行她所交代的事，現在他還酗酒。這類型的爭吵讓酒精變得更具吸引力，惡性循環的結果看來毫無希望。經過三十年和諧的婚姻生活後，她威脅要提出離婚。他感到困惑，因此同意前來看診。

最後終於真相大白。腫瘤雖然不是惡性的，但任何在頭蓋骨內逐漸變大的東西，長期來說都會引發致命的後果。因為頭蓋骨內的空間是封閉的，所有在裡頭要求更大空間的東西勢必會壓迫到腦部。一開始會引發頭痛以及非特定的精神症狀，注意力不集中或定向感失調，然後越來越容易感到疲倦、嗜睡，而後失去意識，最後是死亡。這名病患馬上被安排接受神經外科的手術，他的頭蓋骨被打開，腫瘤被移除，精神狀態也有了大幅改善。注意力失調的問題不見了，定向感也能再度運作。在不需要其他協助的情況下，他不再喝酒，主要是因為他人生從未體驗過且維持數個月的頭痛消失了。外科醫師的手術刀一次就解決了異常的性格轉變、記憶力障礙、婚姻危機和「酗酒」的問題。不僅是病患，他的妻子也相當高興。當下這段數十年來和睦的婚姻得到了證明，因為兩人的關係擁有足夠的力量得以度過這場危機。

這個例子讓我們明白，我們永遠不該忘記人類擁有一顆腦袋，而大腦也是器官之一，如同身體的其他器官一樣。腦部器官的損傷會像變色龍一樣精確模擬出任何其他的精神疾患，欺騙我們的雙眼。腦部腫瘤可能引發類似精神分裂、憂鬱症、躁症、成癮或任何精神疾病的症狀，但同樣的症狀也可能來自腦出血、腦炎、腦中毒，或任何身體上僅是間接影響腦部的疾病。

當然會有警告徵兆指出，這不單單是個精神問題，而是身為器官的腦部受到了嚴重波及。演化已經想到了這點，所以腦部能受到完整的包覆。當然大腦在多數情況下，代表了全部的自我，然而我們的思考器官也可能受傷，甚至稱得上相當敏感脆弱。在受到這些傷害時，它的反應並不特別聰明，反而相當簡單一致。對大腦來說，不管是受到重擊、擠壓、毒害或者任何其他的不當處置，對它來說都一樣。雖然它可以製造出各式各樣異常的精神現象，但核心的反應卻很單一。當一個人突然失去定向感或者該問題越來越嚴重；當他不再知道自己身在何處，今天是幾月幾號，周遭的情況如何；當他越來越嗜睡，最後失去意識——這便是急性器質性精神疾患會有的典型過程，如此一來我們便能說是腦部器官出現了某些問題。

大腦內有一顆腫瘤：定向感失調、嗜睡、失去意識。腦出血：定向感失調、嗜睡、失去意識。血糖過高：定向感失調、嗜睡、失去意識。因為用藥過度導致腦中毒：定向感失調、嗜睡、失去意識。有時飲酒過度也會引發：定向感失調、嗜睡、失去意識。然而我們往往必須有意識地捕捉這些徵兆背後的真正成因。如果一名精神分裂症患者突然找不到自己的住處，那麼他可能沒有精神分裂，或者他不僅罹患精神分裂症，還有必須立即接受檢查的腦傷；當一名憂鬱症患者變得越來越嗜睡，或許這不是憂鬱症中常見的缺乏動力，而是患者在嘗試自殺時吃了過量的藥品。憂鬱症的病因也可能來自於先前忽略的荷爾蒙失調，或者是腦出血，又或者如剛才的例子——腦瘤。

所有的器質性精神疾患或者由生理原因引發的精神疾病，就如同過去德國精神病學所說，通常不是由精神科醫師來治療。不過精神科醫師必須盡快發現這些問題，並馬上將病患轉交由合適的專業人士來處理。神經外科醫師能透過手術成功解決腦瘤和腦出血問題，內科醫師可以得心應手地處理荷爾蒙失調，或者危重病學醫師可以讓中毒病患獲得妥善的治療。然而關鍵在於正確的診斷。當精神科醫師將困惑的家屬暫時請出病房，為血糖過低而引發行為異常、最後陷入昏迷的病患注射糖分後，患者馬上恢復意識，之後再請震驚的家屬們進來——這是精神科醫師執業生涯的光榮時刻。一個相較之下單純的診斷和治療，對病患家屬來說，卻有極為了不起的效果。

不是所有的案例都這麼戲劇化。曾經有位病人數個月來為憂鬱症所苦，之後被檢驗出罹患甲狀腺功能低下症，在他的甲狀腺機能恢復正常之後，憂鬱症也就因此不藥而癒了。

2.急性問題：是什麼讓腦袋不對勁？

以上描述的都是由生理因素所引發的精神疾患。這些障礙可能是急性的，也可能是慢性——也就是長期疾患。比方說腦震盪是急性疾患，患者可能因頭部受到重擊，導致數分鐘失去意識。相較於普羅大眾的看法，其實輕拍後腦勺並不會幫助思考，反而會讓大腦受到干擾，甚至暫時完全停擺。當患者再度清醒時，會有幾分鐘的時間失去定向感，這是急性器質性精神疾患的正常症狀，之後患者會帶著些微的噁心，和常見的不適感重新恢復正常生活。有時重擊也會在腦部留下微小卻可見於電腦斷層圖上的持久性傷害。想像您的頭蓋骨是一個洗衣盆——教授用現場實驗跟我們解釋，頭部在受到重擊之後，壓力波會穿越腦部，不是只有受到重擊的那一側會受到影響，它的對面側也可能受傷。在這種情況下，昏迷的時間會超過一小時，喪失定向感的情況也會持續得較久。這是犯罪學感興趣的領域，因為患者不僅在昏迷的時間失去記憶，對於迷失方向期間所發生的事也毫無印象，當然也就不需要為這段期間所做的事情負責。從表面上看來，外行人不一定能夠辨別這樣的狀態。人們將此原則上僅是暫時出現的性格，稱之為「短暫適應性精神病」（Durchgangssyndrom）。此外患者甚至可能出現所謂定向上的半意識狀態，這些人從外在看來並未迷失方向，但自己卻什麼也不記得。如果一個人在這樣的狀態下讓一向討厭的鄰居「從畫面上消失」，那麼我們該不該相信他什麼都想不起來？這個問題相當難回答。過去曾經發生過經歷重大車禍後迷失定向感的患者，在「短暫適應性精神病」的階段穿越鄰近的森林，因為迷路而深陷險境的例子。然而如果一名患者從腦震盪中恢復意識後，再度變得嗜睡，那麼情況絕對很緊急。在該情況下，他可能於意外時發生腦出血，導致現在腦部受到壓迫。

此外中毒、代謝失調、中暑後體溫過高，或者腦炎都可能引發急性的腦器官障礙。腦膜炎雖然是「腦膜的發炎症狀」，但在多數情況下腦部仍會連帶受到影響，這時就是所謂的腦膜腦炎。如果只出現腦部發炎的情形，就是腦炎。這些重症病因來自於細菌或病毒，而腦部會在極端情況下，再度以定向感失調、嗜睡和失去意識來回應。打擊細菌的抗生素或者用來抑制病毒的抗病毒藥物，則是這時能救人一命的療法。

一百年前精神病院裡的病人多為進行性麻痺（progressive Paralyse）所苦，這是梅毒晚期的慢性症狀。梅毒是一種由細菌所引發的性傳染病，在抗生素尚未被發明的年代，無法根治。十九世紀偉大的思想家尼采在過世時神智不清，這項嚴重的腦器官疾病也剝奪了他智性上的光彩。

急性的腦器官疾病並不少見。如果「酒精中毒」，這個學術上給予喝醉酒的不友善稱呼也被算在內的話，或許每個人一生中都曾經讓腦部承受過急性器官的壓力。不過這種情況不是只能刻意透過酒精來達成，也會發生在非蓄意且沒有酒精的情況下。我的一名女同事為了治療膀胱炎而服用一種新型的抗生素，之後她依舊值了夜班。在隔天的醫師會議上，她說自己會在晚上出現有趣的幻聽現象，她可以聽見一些不在場人士的聲音。幸好她以幽默的態度面對，不過之後還是停用了這個藥物，因為整件事其實也不真的那麼好玩。

某一天，一位年長的病患被送來就醫，他本人心情愉悅，但家屬們卻相當著急。因為他從數星期前，便開始盯著家裡牆上幾幅黃色調的畫作，但牆上根本空無一物。我們發現這是因為心臟病藥的劑量過高，把藥量調低之後，他就看不見圖畫了，家屬也鬆了一口氣。不過病患卻抱怨自己充滿色彩的生活不見了，原本牆上的黃色畫作多美啊！家屬們不得已只好找來一些顏色豐富的畫，讓原本素面的牆面變得繽紛一些。

不是只有腦部出血時，我們的思考器官才會出現常見的受擾情況，偶爾當血液供應過少時，它也會停止運轉，讓病患失去意識。這一切不一定發生得很快，有時也可能在「短暫適應性精神病」的狀態下，讓患者以幻視、幻聽或場景式幻覺的方式經歷。患者還可能看見光影，並伴隨一種舒服的感覺。這種狀態有時會出現在癲癇發作前後——罹患癲癇症的杜斯妥也夫斯基曾經這麼描寫過，不過在心跳停止時也可能出現類似經驗。現在一般人喜歡將心臟停止稱為「臨床死亡」（klinischer Tod），這個稱呼毫無道理，因為死亡跟現今醫療科技毫無關係，它是人類無法避免的終點。如今暫時停止心跳的狀態，能在相較之下極短的時間內被解除，它代表的不過是腦部血液的供應量偶有不足而已。然而它一旦和「臨床死亡」這個驚人的詞彙搭上關係，便讓所謂的「瀕死經驗」成為大家談論的話題。有些作家因此以「我曾經愉悅地經歷死亡」做為標語，將他看見光的短暫適應性精神病的體驗包裝成前往永生的華麗冒險，並加以推銷。確實，人們在經歷任何特別的經驗之後，可能因為受到如此攸關生死的震撼，而開始認真思考人生的意義。那麼這些「瀕死經驗」也就有機會讓人以愉悅的方式脫離枯燥的日常規律，並且受到啟發。人們也能以宗教的角度嚴肅看待這些經驗，不過那些少數被選中，為了提出詳細報告而被獲准在不合宜的時間內，提前一窺審判日法庭樣貌的人，並不符合基督教或任何其他被廣為接受的宗教教義。瀕死經驗在學術上最為實際的描述是腦中的血液流量過少，如此而已。

3. 慢性困擾：阿茲海默先生的遺產

急性器質性精神病患在確診之後，通常會被轉往其他醫學領域；而隨時間不斷惡化的慢性疾患者，多半會留在精神病學的領域接受治療。這類的慢性疾病非常多，它們會不斷造成腦器官的傷害。比方說基因疾病亨丁頓舞蹈症（Chorea Huntington），這個腦部疾病有個俗稱叫做聖維特舞蹈症（Veitstanz），患者會無法控制地手舞足蹈，並出現精神退化的現象。此外也有後天罹患的疾病，例如科爾薩科夫氏症候群（Korsakow-Syndrom），該病最常發生的原因是長期酗酒，而患者往往出現持續性記憶力及時空定向嚴重失調的症狀。

最常在媒體上引發轟動的疾病是阿茲海默症。這有道理，因為它是目前所有慢性器質性精神疾病當中最常見的一種，也是未來國家經濟上最大的挑戰。

當我剛開始在精神病院工作時，阿茲海默症是所謂的前老人失智症，也就是在六十五歲以前發生的失智症。所有在那之後發生的失智症，如果沒有其他病因，會被認為是老人失智症。愛羅斯．阿茲海默（Alois Alzheimer）在這個以他為名的失智類型中發現患者腦細胞內部及邊緣特徵的改變，不過這點當然是在病患死後解剖時才獲得確認。因此當時阿茲海默症是以排除及推測的方式做出診斷，首先必須確定患者沒有罹患其他可能發生的腦部病變，並在最後做出阿茲海默失智症的推測。人們在上個世紀的八〇年代發現，幾乎所有老人失智症的特徵都和前老人失智症重疊，因此這名曾居住於布雷斯勞（Breslau）的神經病理學家阿茲海默在去世後六十年，以死後擴張版圖的方式擊敗了龐大的失智症領域。

失智症是可能發生於人生各階段的腦器官退化，主要受影響的是智力功能，但注意力、專注力、感知能力、記憶保留、記憶力以及時空和情境的定向能力也都將受到限制。沒錯，病患最後可能失去個人的定向能力，不再知道自己是誰。如此一來，在正常情況下本應隨時間進展的智力表現卻越來越差，這便是失智症的重點所在。在無人協助的情況下，患者最後將不再具有打理自己生活的能力。

阿茲海默失智症是一個影響廣泛的持續過程。如果失智過程相對以間歇性且進展較小的方式發展，那麼它多半是血管性失智症（gefäßbedingte Demenz）。其病因來自於腦血管損傷，這些傷害會形成小中風，此時腦部特定區域的血流會被切斷。如果腦細胞超過三分鐘沒有血流經過，它將以不可逆的方式死去，而當腦部眾多區域出現此情形，便會發展成血管性失智症。這點我們可以從電腦斷層圖上大腦內部的許多「小洞」看得出來。如此跳躍式的發展多半被患者視為連續的過程，而這般自我察覺相當痛苦。因此就跟對待所有失智症患者的方式一樣，溫柔的陪伴格外重要。我們應該試圖讓患者待在熟悉的地方，並提供定向的方法和簡單的記憶輔助。而病患家屬也需要關懷，他們往往比失智者本身承受更大的痛苦。

當然失智症也會伴隨許多其他慢性的腦部疾病出現，比方說有時是帕金森氏症，也就是「震顫麻痺」（Schüttellähmung），或者幾乎總會和先前提過的亨丁頓舞蹈症一併發生。此外也可能和多部位腦萎縮同時出現，例如和前腦有關的皮克氏症（Morbus Pick），患者偶爾會情緒失控。目前最常見的失智類型是阿茲海默症，約占所有患者的百分之六十，血管性失智症患者則約占百分之二十。基本上失智症無藥可醫，但人們找到某些能減緩失智過程的藥物。此外，在面對老年疾病時，患者也能透過穩定生理情況，心臟血液循環及腎功能等等，大幅改善心理狀態。光是確保晚上能一覺好眠，就可能有奇蹟似的影響力。

大幅改善生活品質這件事情提醒了我們，失智症的問題跟其他狹義上可被治癒的疾病大不相同，這些問題觸碰到一切的根本。人類通常在剛出生以及生命終結前，有被照護的需求，基本上它並非壞事，反而是人類存在的某個討人喜歡的特點。如果這件事實被當成一種疾病，將會是荒謬的。關於生命初期沒有人會這麼想，然而在生命接近尾聲時，卻出現以下的問題：無法挽回的失能是否該被稱為疾病？

某些人在老年時期雖然喪失身體機能，心理狀態卻仍健康得很。他們往往因為老年照護機構以對待幼兒的方式照顧長者，而感到痛苦。我曾經認識一位極為博學的社會學家，她在老年時期罹患了帕金森氏症，精神狀態達到巔峰，身體卻需要他人照顧。她覺得在療養院被迫聽童話朗讀是種侮辱，不過她依舊保有風度地忍受照護人員的幼稚行為。

失智者的症狀則恰好相反，他們的身體機能往往相當完健，只有智能受到限制。正常人在生命巔峰時所引以為傲的心智能力——快速計算的能力、快速推論的能力、快速適應變動環境的能力，會在每個生命終結時跟著離開。以上這些能力，我們絕對無法超越電腦。嚴格來說，屬於人類的能力——愛、信任、寬容、惻隱之心、感恩、友善、團結、愉悅，享受人生的同時並理解生命無法重來，這些失智症患者也能長時間擁有。某些自滿的年輕經理人擁有準確的時空定向，能背出今天的股市行情，卻可能忘記家裡有一名愛他的妻子和需要他的孩子；而阿茲海默症的末期患者什麼都不記得，他不再知道自己身在何方或今天的日期，唯一知道的是，他有一名愛他的妻子和喜歡他的孩子。此外，能夠接受協助的人擁有和願意幫助他人一樣珍貴的人格特質，不過不是每個正常人都能做到這點。

4.失智症患者與正常人：差距不大

阿茲海默症患者以此方式提醒所有正常人，生命中真正重要的事物為何。正常人以密密麻麻的行事曆匆忙過著自己無法重來的人生，忘記當下，因為他們幻想生命只有已經歷的過去，和即將到來的未來；然而遺忘過去和不計畫未來的失智者卻提醒了我們，生命其實只存在於當下。部分失智者在經過調適後，過著滿意的生活——當然這還得仰賴家屬和專業人士的幫忙。即使如此，失智症患者仍會不斷面臨麻煩，但一般人偶爾也會遭遇問題。正常人對失智症的恐懼絕大部分來自於死板地相信，良好且符合人性的生活，代表隨時都能掌握一切。這樣的生活方式並不聰明，就連在未失智期間也是遙不可及的理想。我們總會處在無可避免的依賴狀態中。有時和失智症患者之間的談話會顯得空泛，意指內容空洞無物，不過人生的一切都必須有意義嗎？閒暇對古希臘人來說，代表生命的高峰。過去曾經有段時間，人們毫無目標卻因此極有意義地活著。不為任何短期目標而與人進行有意義的談話，是緊繃且將時間視為金錢的正常人幾乎無法做到的事情。所以基本上，當下所經歷的生命時間相當無價，因為它無法重來。失智症患者能做為正常人珍貴的提點者。

如果失智者不會因困惑而惱怒，他們可能比一般人要好相處得多。他們不想騙人，從不說謊，就算沒說實話，也從不是因為打著壞心眼，他們也不記仇。在他們面前我們不用想著該如何表現自己，因為對他們來說，人性的當下便已足夠。這不代表罹患失智症是件幸福的事，沒有任何背負此病重擔的家屬會這麼認為；不過它也不代表一切的終結，有時反而甚至是真實人性的閃耀片刻。

初期逐漸失智的過程尤其讓所有相關人士感到痛苦。當記憶力衰退，最典型的是失去短期記憶之後的尷尬情況。患者將東西移位之後，怪罪別人把他們的東西偷走。他們失去看見日常生活全貌的能力，並在一開始認為這是失去自立能力的痛苦過程。初期患者往往因此罹患憂鬱症，而家屬也必須費力適應這個全新狀況。

許多病患卻在不久後發展出異於常人的能力，以高超的技巧掩蓋這個令人不適的狀況。我還清楚記得在就讀醫學院時，一名助理醫師讓我們在大學附設的精神科醫院訪談一名約五十歲的患者。我們是六名求知若渴的學生，用盡所有醫學原理來研究這名男子。他看起來和善、好親近，熱切地說他的職業是工程師，畢業自哪所學校和興趣，最後聊到婚姻時，他表示自己的婚姻有些問題。這時我們繼續追問，畢竟精神科醫院主要處理的是問題。結果發現他的妻子顯然支配慾極強，讓他自覺不受重視。在將近一小時的訪問快結束時，這名病患為剛才詳盡的談話，有禮貌地向我們道謝。我們再回去找那名助理醫師，他想知道我們發現了什麼。

我們對自己的看法極有把握，這是典型的婚姻問題。我們每個人都發表了自己的觀察，但當我們越是興奮地引述各種可能的專業術語，這名助理醫師的反應就越不尋常。他沒有表示同意，但也沒有反駁，臉上卻露出謎樣的笑容。在我們激烈的報告結束之後，他冷靜地問我們還有沒有注意到其他事情，我們表示沒有。接著他把病患叫進來，親切地問候他，並且在寒暄幾句之後，突然問他現在人在哪裡。「在一間飯店。」病患理所當然地回答道。我們幾個人如雷轟頂。每個人都能馬上看出這是一間醫院。這名助理醫師友善地繼續追問，才發現患者不知道現任總理是誰，也不知道今天是何年何月何日，他以為我們是記者。助理醫師客氣地結束談話。在病患和我們道別之後，我們狼狽地坐在被逗得有些樂的培訓師面前。這名病患透過閒話家常和小故事，成功地騙過我們一小時，隱瞞他是阿茲海默症患者的事實。他的長期記憶沒有問題，當我們問他幾歲時，他說自己是一九二七年出生的。我們根本沒發現他迴避直接回答這個問題，事實上他也沒有能力回答這個問題，因為他根本不知道今年是哪一年。所以他使出失智症患者慣用的伎倆，說出自己的出生年份，因為這份資料他仍有辦法從長期記憶中順利取得。透過這樣的方式，失智症患者得以欺騙不知情的訪客。這偶爾會發生問題，當住在遠方且錙銖必較的親戚前來拜訪全心照顧失智祖父的家庭時，便會自以為是地聲稱，祖父的心智沒有問題，這一切只是惡意誹謗，目的是為了貪圖錢財；反之祖父還擁有「極為傑出的記憶力」，因為他還記得戰爭時期或者過去的所有細節。這麼說並沒有錯，因為典型失智症患者的長期記憶有時甚至比正常人還要好，但隔天祖父可能完全忘記前一天訪客來訪的事情。在日常生活中重要的短期記憶才是問題所在。

和患者相處時，格外尊重那些因自身記憶力及時空定向障礙而感到難堪的病患，是相當重要的事。當一名只有幾秒鐘短期記憶的重度失智症患者在我們學生面前接受詢問時，他會馬上忘記所有先前曾經說過的話。在如此情況下，關於現狀的問題顯然會令他極為難堪。病患離開之後，我們幾個學生開始討論這個問題：讓人陷入如此難受的處境，是否合乎道德？教授安慰我們說，反正病患馬上就會忘記這難堪的感覺了。不過我仍有疑惑。我認為一個人能否回想起被迫陷入的難堪處境，跟道德評斷沒有關係。無論如何，這個人都在他人生無法重來的片刻裡，被迫經歷了顯然令他極為不適的情境。

因此我在面對失智者時，盡量格外小心。這從了解病史時就開始了，有些精神科醫師會在一開始就詢問病患當下身處的時間和地點，讓許多患者覺得自己的理智從一開始便遭受質疑。然而如何發現病狀確實是個重要的問題，我們也不該受到過度禮貌的牽絆。因此我的習慣是將這些問題安插在談話中。當一名高貴的年長女士因為疑似罹患失智症前來就醫時，我會在對談中順道詢問：「您能夠跟我說一說，今天是幾月幾號嗎？」結果我立刻得到正確的日期，此外她還笑著補充說：「醫師，您也有搞不清楚的時候，是吧？」看來有禮貌是要付出代價的。

當然也發生過必須以尊重來處理的有趣場面。一名牧師老是忘記他早就不是當地的牧師，即便他的接班人已經站在祭壇前，他仍愉悅地想開始望彌撒；還有其他的主治醫師同事，乾脆讓一名失智的主治醫師跟著巡房，因為顯然他想這麼做；比較尷尬的是，有一名男子忘記自己已經離婚，而讓持續拜訪他的前妻感到為難；另一名患者則將一位同樣失智的女病患誤認為自己的妻子，因而產生了些摩擦。在這些情況下，需要的是敏捷的反應、想像力，以及一定程度的幽默感。如果所有照顧患者的人，在工作時都帶著極為嚴肅且責無旁貸的表情，這對他們並沒有幫助。無論如何，我們都必須隨時維持對病患的尊重，尤其不應該說謊，這也是在面對患者時需要留意的地方。

對失智者來說，精神科醫師不是能提供他最大協助的人。在診斷時，醫師的角色很關鍵，而受過特別訓練的護理人員、社工、職能治療師和物理治療師等，往往才是更厲害的專家。然而貢獻最多的卻是，因為照顧失智者而感到筋疲力竭的家屬。在病患仍然記得家屬的時候，他們的角色不可或缺。不過也正因如此，他們更不應該讓自己過度疲累，而要留意體力，並像長跑選手一樣衡量自己的步伐。專業人士早就知道，如何減輕家屬的負擔和親人的支持扮演了關鍵的重要角色。老年精神醫學中心承接了這項任務，廣泛地協助幾乎所有的問題。如此一來，病患和家屬便能依據診斷結果進行中期的生命規畫，在每個新的階段取得特定的協助。

不要懷疑，這個領域絕對會在未來幾年掀起關於社會基礎的重大討論。如果真像某些正常人所說，類似電腦的特質才是每個人最重要的部分，那麼人腦如果喪失記憶功能，就代表它壞了。一般來說如果電腦壞了，我們會把它丟掉，因為「修理不划算」。我們必須承認，照顧失智症患者的成本很高，如果從能不能賺錢的角度看來，他們對社會已經不再有用處。因此有人試著指引這些人出口的方向，瑞士有個對應的機構便名為「出口」（Exit），它讓「壞掉」的人能更順利地踏上歸途。在與自身死亡權利有關的所有爭論裡，癥結點在於，攸關生死的法條不可能同意自殺，一旦病患認為自己對社會或筋疲力竭的家屬帶來不合理的負擔，自殺便成了某種道德義務。如此一來，只要病患有意願，便能毫無阻礙地離開跑道。如果這條界線不在，失智症患者的生存空間將變得非常狹隘。在以類電腦特質為傲的正常人所主宰的冷酷獨裁體制下，將不會有空間留給情感豐富、脆弱、敏感及負擔沉重的人。

「我不想仰賴他人幫忙。」這句常常從正常人口中冒出的話，完全違背了現實，因為每個人在人生各個階段都需要他人協助。這些彷彿被設定好的句子讓社會走向偏途，最後終將迷失人性。一個社會如何看待失智症患者，是對於其人性的關鍵考驗。

第七章　一醉解千愁：難堪的成癮症

1.三項指標：公司、妻子與駕照

有一次我在醫院的精神科急診值班，大約半夜三點被一名前來就診的病人吵醒，我費力地離開床鋪。我們也只是人，當下我對於令人興奮的診斷實在不怎麼感興趣。這個新病例看起來也的確不怎麼振奮人心，因為在我面前的是一名步伐踉蹌的中年男子，靠近他時可以聞到他身上傳來的酒氣，我因此必須擔心這將對我的值班能力造成長時間的威脅。這名男子的心情比我愉悅得多，並馬上親切地問候我過得怎麼樣。我以不那麼親切的語氣承認，如果是半夜三點突然被吵醒，我的心情通常不會太好。我勉強自己反問他來到這裡的原因。他很熱切地回答，自己應該是喝多了，而在一間酒吧裡和人起了小摩擦，毫無幽默感的老闆多此一舉地請了警察來，並且非常荒謬地提供他兩個選擇：警察局的醒酒牢房或者精神病院。他當然選擇了精神病院。同時他也對我露出忠誠的微笑，彷彿期待當下我能真心地感謝他選擇了我們，尤其是選擇了我。我們在面對病患時雖然不總是開誠布公，但應該隨時保持坦白，而我還不確定這名病患是否真的具備幽默感，所以我沒多作回應，只親切地對晚上前來就診的他表達感謝，並為了節省時間，直接切入主題：「所以您酗酒吧？」病患大感驚訝：「您怎麼會有這樣的推論？」「在深夜時刻帶著酒氣被送來這裡的人，多半都酗酒。」我和善地回答。這名病患變得跟我有些稱兄道弟起來：「我可以了解，醫生，但您弄錯了。我離酗酒還遠得很，我根本不想待在那，我只想馬上回家。您知道，有時候您也會喝多，我有時候也是。這就是人生。所以我們兩個都沒有酗酒……」病患對我露出燦爛的笑，他的臉有些泛紅，這也是酗酒者的典型癥狀。我不想針對這個話題討論太久，所以直接切入正題：「您曾經在工作上收到警告嗎？」「有，醫生，大約一年前。」「因為喝酒的關係嗎？」「對，但那完全是意外。那是在公司的慶祝場合，每個人都喝得很醉，只有我被主管挑毛病。我大概講話大聲了點，那老頭就給了我一封警告信。這世界真不公平……」「您結婚了嗎？」「是。」「您的妻子曾經威脅過離婚嗎？」這名病患以不可思議的眼神看著我：「您怎麼知道？」「是因為喝酒的關係嗎？」「唉呀，這實在是件討人厭的事。我在工作上遇到問題，和朋友也有摩擦，有天晚上我跟一個朋友閒聊，怎麼回到床上的，我自己都不知道了。隔天早上我太太就跟我說，她不想跟一個醉鬼一起躺在床上。這對我影響很大，因為我很愛我的太太。那不是她第一次這麼說。我們已經結婚三十年了，而我一向是個忠誠的丈夫……」「您曾經丟過駕照嗎？」「有……」「是因為喝酒？」「對，您知道的，那是在一個慶祝會之後，我開幾百公尺回家……」這名病患自己打住不說話。他困惑的表情洩漏了費力的精神動態。他抓住我的手臂，深深地皺起眉頭，彷彿有了驚人的發現，然後天真地說出：「醫生，現在這真的很奇怪，又是因為喝酒的關係，我大概確實有這方面的問題……」我坦承地同意他的看法，並且建議等到明天他酒醒了，我也睡飽之後，再來討論這件事。現在這名病患毫不反抗地同意待在這，並且一邊搖頭思考自己的狀況，一邊踉蹌地上床睡覺。

酒精依賴的診斷特點之一，就是基本上只有患者自己能夠確診。雖然實驗室的數據能夠估算病患過去的酒精攝取量，但酒精攝取量是否與酒精依賴這個心理疾病有關、該病症是否限制了患者的自由導致他在無法突破的壓力下一定得喝酒——這些事情真的只有病患自己才知道。

有句名言是：「酗酒者會避開醫生，醫生也會避開酗酒者。」酗酒患者不喜歡面對問題，而醫師早就習慣病患會和善地遵照他的指示行事，但這恰好不適用於酗酒患者，所以他們並非討人喜歡的病人。他們經常對自己或醫師畫出大餅，卻又往往在喝酒後將這些承諾拋諸腦後，讓周遭所有人感到沮喪。

基於這個因素，某些傑出的家庭醫師對酗酒的了解很有限，他們會根據以下的名言散播振奮人心的訊息：「您不酗酒，您的肝指數無懈可擊。」然而肝指數完全無法證明一個人是否酗酒。有人不酗酒，卻在喝了一點酒後，肝指數上升，也有酗酒者每天豪飲啤酒，卻擁有標準的肝指數。有時，喝酒的情境比喝下肚的酒量還要危險許多。在南歐國家，人們習慣在用餐時搭配葡萄酒，飲酒則極少失控成為過量酗酒。問題在於飲酒的個人化：我和我的冰箱。在個人化的社會裡，人們不再一同用餐，飲食文化的崩毀是酒癮和暴食症患者增加的重要原因。

飲酒量本身並非安全的指標，當然一天一杯啤酒不會讓人成為酒鬼。然而討論飲酒量的多寡毫無意義，因為我們無法確切得知真正的數量，而這些數字也不真的那麼重要。在萊茵地區有時相當不容易得知，一名病患到底有沒有喝酒。如果問萊茵地區一般人喝不喝酒，有時會得到激烈的否認。如果我反應很快地再問，他喝多少「科隆啤酒」，那麼就會聽到：「啊，醫生，您是說這個啊，大概一天喝個一箱吧……」有些教養良好的年長女士在被問到飲酒量的問題時，也會戲劇性地否認：「您想到哪裡去了？醫生，一滴都不沾！」如果我以盡可能溫和的方式再問：「那麼您一天可能喝多少『修女香蜂草漿』（Klosterfrau Melissengeist）？」卻可能得到極高的數量：「每天一兩瓶！」我們得知道，「修女香蜂草漿」是德國最強的烈酒之一，幾乎是純酒精，濃度為百分之七十九。「但它對身體很好啊……我會配茶喝，配咖啡喝……基本上它對什麼都有效……」事實上這位迷人的年長女士正像滿載的榴彈砲，但在多年的訓練下，她仍然多少能夠直線前進。不過現在她卻必須面對不好受的管戒。

酒精依賴的診斷跟飲酒量、肝指數或其他可測量的數值沒有多大關係。酒精依賴者多半會失去對成癮物質的自主性，並因受迫性的持續攝取而毀掉自己的人生。因此除了成癮壓力、失去對成癮物質的控制以及戒斷症狀是決定酒精依賴的指標，酒量成長也應該被納入考量。酗酒者偶爾能承受比一般人更大的酒精量，因為生病的肝臟代謝酒精的速度較快。然而成癮者與他人長期以來卻不願意接受這點，因此廣為人知的三大指標——公司、妻子與駕照能夠揭露更多資訊。別懷疑，職業對生存很重要，如果願意為了喝酒而冒著工作可能不保的風險，就表示該人和飲酒之間存在著不健康的關係；伴侶關係是決定人生幸福的重要條件，如果有人草率地因蓄意飲酒而讓伴侶關係陷入危機，便證明酒精比他的妻子還重要；駕照的重要性也不容低估，對許多人來說，駕照是求職自由的先決條件，因為飲酒而危害到這項自由，讓人清楚地看出相較於酒精，自由仍有許多不足之處。為了解釋依賴行為，有時我會說：「如果我建議您從現在起不要再吃優格，您大概可以毫無困難地遵守；但您卻願意為了酒精丟掉工作、伴侶和駕照，顯然您對酒精有著和優格完全不同的情感。」透過這個方法或類似的形式，我們得以讓不願接受酗酒稱號的病患承認，自己的確有「喝酒的毛病」。這個正確的自我診斷便足以成為妥善治療的起點。

2. 擁有玻璃腦袋的小人：自己騙了自己

治療會從勒戒開始，但那到底是什麼？

解毒是戒斷的第一個階段，通常只需要幾天的時間。這時我們會處理病患生理上的戒斷症狀。輕微的形式為發汗、不安、顫抖、恐懼和失眠。如果症狀較為嚴重，我們會給予患者戒斷藥物，主要是為了預防最危險的兩大戒斷症狀——戒斷性癲癇和震顫性譫妄——也就是一般人所謂的「看見白老鼠」（Weiße-Mäuse-Sehen）。至於會先發生什麼情況，則因人而異，基本上它無法被預測，除非病患已經有過一次戒斷經驗。有些醫師會以苯二酚做為戒斷藥物，它具有穩定情緒的作用，更重要的是能避免癲癇發作；有些醫師則會給予病患底斯特諾寧（Distraneurin），主要是為了治療震顫性譫妄。這兩種藥物本身都有成癮風險，所以必須嚴格管制且僅限於短期服用。在戒斷期間癲癇發作並不代表是癲癇患者，而在戒斷之外的期間，也多半不會復發。

更嚴重的問題是譫妄。譫妄的現象極為特殊，它是一種器質性精神疾患，病因多元，但最常見於酒精戒斷。我們必須嚴肅對待它，因為如果置之不理，可能會導致死亡。不過發作過程中卻可能在無意間製造出許多笑料。譫妄發作時，病患會處於變動的意識狀態，之後他通常不會記得發生什麼事。他將完全失去時空定向能力，並且非常容易接受外來的指令，也就是說，我們能夠輕易說服他相信任何事。我還記得很清楚，有一次一名譫妄病患從病床被載到課堂上，教授拿出一張空白的紙放在他面前，請他念出上頭的文章。病患遲疑了一下之後便非常投入地念出一篇憑空想像且顛三倒四的文章。譫妄病患通常會出現幻覺，看見小物體移動的現象，他們把那認為是小動物、白老鼠之類的東西，而感到極為不安。此外他們還經常荒謬地誤判情況。在那次的課堂上，教授問那名譫妄病患現在人在哪裡。他先以不確定的眼光掃過封閉的精神病院講堂，之後帶著疑惑的眼神回答：「在麵包店嗎？」主治醫師很堅持，抓著自己的醫師白袍問他：「那我是誰呢？」現在病患鬆了一口氣，很堅定地大聲說：「當然是麵包師傅啦！」主治醫師沒有再問其他問題，學生們則暗自竊笑著。另外有一名病患誤以為自己在火車上，老是回到病房買車票。還有一名患者先前是水手，認為自己在一艘蒸汽船上，還戲劇性地抓住病房走廊的扶杆，說是有大浪。因為這個緣故，這些病患相對來說容易信任別人、有些不安，且極少具有攻擊性。

有一件令我難忘的病例，發生在所謂的「實習年」，也就是醫學院的最後一年。當時我在一間綜合醫院新成立的小型精神科部門任職，治療的是一名來自艾菲爾山（Eifel）

深處有些怪異但討人喜歡的病患，他的行為有些異常，他老是看到「一個玻璃腦袋的小人，而且裡面有很多小輪子。醫生，只要我抓到他，我就把他打破……」早上巡房時，我們進到他的房間。房裡一片混亂，床墊被掀起來，枕頭棉被都在地上，表示他又在追捕這個小人了。「那現在他人在哪呢？」主治醫師問。這名病患戲劇性地指著氣窗：「在那裡，醫生，他掛在窗戶裡。」這名病患接受抗精神藥物的治療，好消除他的幻覺和妄想。而我的任務是透過談話確認這名病患是否已經脫離他的妄想生活。

幾天後情況已經平靜許多，病患不再氣憤。當我懷疑地問他，是否漸漸變得不那麼肯定時，畢竟這個小人並不存在，這名病患也確實開始懷疑整件事情。我感到沾沾自喜。治療有了顯著的進展，病患看起來更自由了。有一天我們安排一名酗酒患者睡在同間病房。在精神科有混雜原則（Durchmischungsprinzip），就好比日常生活中也是隨機而雜亂的，患者的病房不是依據診斷而分配的，沒有人對於這名酗酒者的入住多做他想。隔天早上當我請這名已經順利治療、會看見小人的病患到診療間進行例行的晨間談話時，卻發現異常的變化。他突然看起來又有攻擊性的模樣，而且嘴角出現勝利的微笑——妄想病患偶爾會對我們這些純然的現實理論者露出這樣的表情。我們才剛坐下，他就脫口而出：「醫生，現在很清楚了，其他人也看到了！」我很驚訝。「其他人也看到什麼了？」「那個小人啊！」病患勝利地大叫。我什麼情況都考慮到了，就是沒想到這點。我跳起來跟著病患回到他的房間。另一名病患還躺在床上，他看起來變了樣，昨天他只有顫抖，這個症狀現在還持續著，不過現在情況變得更糟了。他胡亂地撥弄棉被，看起來目光有些呆滯，發汗得很嚴重，不安地環視房間四周。「您看見什麼了？」我問。這名病患用手比畫出一顆圓形的頭，並且說：「我看見一個這樣的小人，有這樣的玻璃腦袋還有很多輪子在裡面……」這個形容和先前一模一樣。身為精神病院工作者，我一時之間不知道到底誰才是瘋子。等我回過神後，就知道發生了什麼事。這名酗酒者在夜間譫妄發作，就像他現在一樣耳根子軟，當他聽見隔壁床病患的生動描述後，便信以為真。如此一來就很難跟我的病患解釋，在精神病院就好比幫派對質時，即使有兩個同樣的說法也無法證明那就是事實。

此外還可能出現其他併發症。有一次一名七十多歲的帕金森氏症患者被送來就醫，這是家庭醫師做出的診斷。當時我們也負責治療神經疾病，而該名病患的病情也確實很嚴重，他全身顫抖，相當無助地坐在輪椅上。只有一件事情很不尋常：他顫抖的頻率不像一般典型的帕金森氏症患者較為緩慢，反而比較像是打哆嗦。就連疾病的發展也很不尋常，顫抖的情形突然約在三個月前出現，而家庭醫師開的抗帕金森藥物反而讓情況變得更糟。絕大多數的診斷都從詳細調查病史而來，因此我們仔細詢問並有了意外的發現。該名病患長期服用苯二酚，而且劑量越來越高。家庭醫師並不知道這點，因為他是偷拿太太的安眠藥，而他的妻子在三個月前過世了。他服用藥物的情況變得越來越混亂，有時他長時間未用藥，因此出現苯二酚的戒斷現象。它跟酒精戒斷不同，症狀不會馬上出現，多半在停用後的數天才會發生。他變得焦慮、害怕、睡不安穩，尤其開始顫抖。然後他又服用了苯二酚，顫抖的情況也就消除了。不過最後等到藥全都吃光了以後，顫抖的情況開始加劇，最後他不得不坐輪椅。家庭醫師開的抗帕金森藥物，卻會讓因戒斷引發的顫抖變得更加嚴重，在如此的惡性循環下，導致患者現在必須住院。如果有人服用苯二酚多年，在年紀大時不會再讓他斷藥，因為戒斷的症狀的確非常不適。不過在此案例中，相對戒斷反而會讓病患更加困擾，所以我們決定採取完全戒斷。這名病患甚至出現譫妄現象，夜裡他試著在床底下挖出地基壕溝，而戒斷終究還是結束了。患者能夠站起來，再度不仰賴任何協助地自由行走。賣掉輪椅，以更良好的狀態，充滿謝意地離開住院病房。

然而苯二酚成癮卻讓醫療從業人員蒙上陰影——醫師經常因粗率地開藥而成為藥物成癮的共犯；當然患者也得負責任，如果他們執意要醫師確保他們能夠安然入睡的話。「鄰居的醫生都開給他很了不起的藥……」能讓人立即入睡的藥物或者害怕停藥都可能導致成癮。止痛藥的上癮也可能以這種方式出現，它會引發額外的不適效果，直到某一天止痛藥本身也帶來了痛苦，形成惡性循環，到時就必須馬上戒斷。

藥物戒斷的患者會接受跟酒精戒斷時類似的協助。為酒精及藥物成癮患者所設置的成癮諮商處將提供資訊和鼓勵，並為他們做其他安排。在經歷多為住院的解毒過程後，病患可以參加自助團體，它的效果廣泛受到認同。病患也可以選擇門診、日間醫院或者住院方式的長期治療。

3.治療：怎麼做才不會上癮？

我們該如何治療酒精成癮？如果現今我們將成癮視為自由選擇的病症，那麼治療師與患者之間的配合關係便成為關鍵。過去身為年輕的助理醫師，面對酗酒者時總是很為難，要不是遇見愛說教的病人，就是對一切了然於心的患者。如果患者愛說教，他會試著用好兄弟的口吻說明，自己並沒有酗酒：「您知道的，醫生，每個人都會喝點酒……」此時身為年輕醫師的我便會揭開整場酒精災難的恐嚇場景，通常結尾會是，如果病患再繼續喝酒就會命喪黃泉。在結束一段漫長的辯論後，醫師本人通常也快神經衰弱了，病患卻絲毫不為所動。此外，在我面前相較之下很輕鬆的那個人，還會以友善的語氣安慰我：「您不要看得這麼嚴重，您是好意，不過我現在已經不酗酒了……」許久之後我才發覺，病患理所當然受過多年類似的談話訓練，他已經從太太、朋友或親戚身上聽到夠多類似的威脅話語。隨著家屬絕望的程度增加，施加的壓力越大，患者也因此更加知道如何避免這些「激勵性的談話」。

現在我們應該認為，那些知情達理的患者對治療師來說，是一劑強心針。事實還差得遠呢！想像一名神采奕奕的病患坐在治療師面前，熱切地解釋他又喝酒了。他以略帶說教的語氣說明，酗酒者有「成癮壓力」，因此會喝醉酒導致常見於酗酒患者身上的「失控」，所以他才會回到這裡來。然後呢？這時身為一名治療師還需要跟這樣的病患解釋什麼？他什麼都知道了！這些病患有時比愛說教的新手更讓某些醫師不知所措。

從現今的角度看來，這兩種情況在治療時，都必須強調患者的自身責任，強化他的選擇自由。因此我們相當在意的是，尊重病患的合作關係，並將注意力的焦點放在現存能力上。患者對此往往非常不適應。他們期待治療師會像其他人一樣問他：「為什麼您又開始喝酒了？」然而這些問題一點意思也沒有。治療師往往面臨同樣的情況，病患也要一再羞恥地描述他的「墮落」。更有建設性的問題是：「您究竟是如何終止復發的？」某些認命的病患，大概只期待從治療師的口中聽到更多羞辱，便回答：「醫生，瓶子空了。」但當我和善地說：「如果我們之中有一個人知道，要從哪裡取得一瓶新的酒，那個人應該是您吧？」這時病患就會點頭，並說其實他也有想到太太和孩子，所以才決定對自己說：「現在你要接受治療！」病患紅著眼眶坐在那，有時看見酗酒患者為了重新站起來的努力過程，會讓發問的治療師感到十分動容。如此開啟談話的方式讓病患不至於從低處仰望治療師，而能帶著過去的成就和想繼續前進的心與治療師平起平坐。

我們的任務是從現今科學的角度，客觀地告知病患他的情況以及各種協助的可能性，讓他得以從中做出自己認為最有益的選擇。因此患者不需要接受成癮治療師愛用的術語，不管他現在是「酗酒患者」或者有「喝酒的問題」，這和前景光明的療法毫無關係。此外，不管他是已有多次戒酒經驗，或者第一次戒酒，並不重要。重要的是，病患知道自己可以公開談論這件事，在取得充分的資料後，能夠自行選擇他認為有用的措施，而不受某些好聽的計畫牽制。關鍵不在於讓他許下神聖的誓言，發誓此後再也不喝酒；真正令人振奮的問題是，除了喝酒之外，他還能夠或想要做些什麼？因為喝酒確實往往有可被理解的原因：困擾、不安全感或無聊等等。即使一個人戒了酒，他還是有同樣的困擾、同樣的不安全感和無聊，只是現在沒了酒精，情況也沒因此變得比較好。除了目前為止或多或少有點用處的喝酒之外，人們在面對困擾、不安全感和無聊時，還能怎麼做？

重要的是將家屬納入考量，他們多半在病患成癮的這些年裡也吃了不少苦。然而我們必須搞清楚，治療的責任依舊在患者身上。成癮家庭裡往往會出現所謂「戲劇三角」的關係。其中「拯救者」會竭盡所能地拯救這名病患——我們姑且稱他為威利。他替他把瓶子丟掉，在星期一打給雇主，幫他以「流行性感冒」為由請病假，維持他在鄰居和朋友面前的形象，通常這是妻子扮演的角色。然後還有「追隨者」，他們通常是退休後的拯救者，他們數年來試著拯救威利，卻一再失望，因為所有神聖的誓言都被打破，而他們現在只對威利感到不滿。這兩個族群之間因此發展成勢不兩立的關係。「追隨者」認為都是「拯救者」的錯，才讓患者一直有喝酒的機會，這麼說並非毫無道理；而「拯救者」則認為都是「追隨者」持續尖酸的批評才會讓患者不斷上癮，這也不完全有錯。「拯救者」和「追隨者」之間的戰爭便如火如荼地開打——而威利可以自在地繼續喝酒，因為焦點轉移了。一旦雙方覺得不對勁而開始反思，兩人才會將目光放回到威利身上，並且知道他是那個必須做出決定的人，此後的治療才有機會成功。

如果公司、妻子和駕照問題，是決定一個人能否通過酒精成癮測試的指標，那麼可想而知公司將是主要澄清患者酗酒毛病的地方。因為家屬和患者之間存在親密的情感關係，所以通常無力面對成癮者的問題；而因為喝酒丟掉駕照的人，則已經威脅到他人的生命安全。如此一來，公司內部的成癮協助便相當重要，它能為上癮的同事指引脫身之路，並想辦法讓主管適切地回應該問題。如果大家順其自然，這名同事的成癮問題將被長期容忍、掩蓋，因為酗酒者時常是受人歡迎的同事。他們下意識地想透過樂於助人，來迴避面對自己的問題。然而如果在某個時間點，成癮的狀況失控了，過量的情形惡化，其他人對患者的信賴感降低，氣氛驟變，這時人們會突然變得不再具備任何同理心。當然這兩種行為模式都不專業，正確的作法是，主管適時且理性地談論這個引人注目的現象，並引導患者尋求協助，而不要自己妄下診斷。如果這名同事依然故我，也必須考慮到觸犯勞工法的後果——這是為公司著想，也是為了這名病患好。

4. 成癮者與正常人：上癮是什麼？

過去成癮患者被正常人視為罪人般地鄙棄，然而至少聖莫尼加（die heilige Monika）——奧斯定（Augustinus）勇敢的母親，在某段時間內顯然也有酗酒的行為。奧斯定在他的自傳《告解》（*Bekenntnissen*），也是世界文學裡第一本心理學書籍裡頭提到，他的母親在青少女時期基於打破禁忌的樂趣而不斷偷喝葡萄酒，「最後幾乎將整杯純的葡萄酒都喝光了」。十九世紀建立的「戒酒治療機構」（Trinkerheilanstalten），是為了讓這群酗酒的「罪人」得以悔改。過去他人的鄙視、疾病的不堪和恥辱，是許多人至今仍不願意承認自己上癮的重要阻礙。

不過成癮並非罪惡。那些因自己沒有上癮而沾沾自喜的人應該知道，成癮的原因甚至包含沒有人該為此負責的遺傳因子。此外，任何人都可能遭遇不幸，而導致成癮。成癮者正是那些尤其敏感的人，對事物漠不關心的人幾乎不會上癮。因此成癮症患者代表著正常人社會的陰影，而該社會敦促在光明中的人們，追求難以企及的目標，讓失敗者只剩下邊緣的小角落。光明社會不再有空間留給敏感和富同理心的人。嚴寒加劇，那些冷酷狡猾的人是在順利運轉的世界裡，享受特權的生存藝術家。在那個世界裡，人性的溫度逐漸下降。成癮者通常散發更多人性的溫暖，他們往往比一般人更加細膩；另一方面，還有一帆風順的正常人以其粗率的攻擊性，讓他人上癮。即使在治療時，焦點被合理地放在患者應為自身行為負責上，這個觀點絕不是唯一真相。如果我們去追溯某些成癮患者歷經苦難的生命故事，只能對這些有時近乎超人般的努力，致上最高敬意。他們一次又一次地歷經失敗，而又一次次地重新出發。

如果習慣將眼光聚焦於病患的能力，我們將在成癮患者身上發現豐富的寶藏。通常我們認為酗酒的流浪漢一無是處，是徹底的失敗者。如果再看仔細一點，我們的印象將會改觀。幾乎不會有正常人可以在科隆的冬天，過著一星期無家可歸的日子，每天都要重新尋找晚上的棲身之處，張羅食物還有酒精，以避免出現戒斷症狀。這些人得有良好的社交關係，而這些關係需要每天維護。哪個正常人能夠如此臨機應變？如果意識到這點，和患者相處時便會抱持更加尊敬的心態，一段彼此合作的治療關係也會自然產生。我們經常碰到坐在輪椅上、無家可歸的重度酒精成癮者，但他們接受治療的時間往往又太短。原因是他們靠乞討過活，不希望損失乞討所獲得的收入。因此，我們找到一個「萊茵地區的解決辦法」，讓病患在下午時去人行道「實習」，最後終於得以在醫院待上夠長的時間。我們越了解成癮患者，便會越尊敬他們。我們有時也為冷血的正常人感到羞恥，他們認為自己比「那些人」好太多了。

一直到一九六八年德國才在聯邦最高社會法院（Bundessozialgericht）的決議下，將酗酒視為一種病症。患者終於擺脫罪惡的汙點，並獲得接受治療的權利。

酒精成癮是一項嚴重的病症，其自殺威脅，也就是病患因此喪命的風險，相當高。身體的所有器官都會受到傷害，不僅僅是肝臟而已。我們將酗酒分成不同類型，問題型酗酒（Problemtrinken）、偶發性酗酒（Gelegenheitstrinken）以及較為嚴重的類型——長期酒精攝取過量的慢性酗酒，也就是酒精含量酗酒者（Spiegeltrinker），他們血液中的酒精含量一直維持不變，從未醉到誇張的地步，但也從沒清醒過。最後是間歇性酗酒者（Quartalstrinker），他們在兩段酗酒期之間不會喝酒。此外平均來說，女性的酒量只有男性的三分之一。

酒精成癮時，還會出現某些特殊現象。如果長期酗酒，可能出現酒精性幻覺。患者會出現幻聽，此外聲音往往從插座或其他物體內傳出。和妄想性幻覺不同的是，病患自己知道這個幻覺其實不該出現。不過類似的現象會讓人感到相當不安，也是可以理解的。我還記得有一名女病患，她總是聽見可樂罐裡傳出已逝未婚夫威利說話的聲音。

一個令人更加不安的病症是所謂的科爾薩科夫氏症候群（Korsakow-Syndrom），一般人認為他們「把頭腦都喝掉了」，準確地來說，罹患這種「失憶症」的患者某種程度上會突然失去定向能力，尤其是短期記憶。和失智症不同的是，患者仍會保留絕大部分的智能。相較於譫妄，科爾薩科夫氏症候群患者的意識並未受損，或因幻覺而受到限制。因為科爾薩科夫氏症候群患者多半缺乏維生素B_1，在情況危急時，高劑量的維生素會被當成藥物服用，以挽救那些剩下的功能。不過這種疾病的進展很緩慢，有時數個月才會看到顯著的進步。然而有些患者卻無法好轉，或者在最後轉變為酒精性失智。演員哈洛·容克（Harald Juhnke）便因為長期飲酒，在去世前嚴重喪失定向能力以及記憶力。幻覺和失憶症都是器質性精神疾患，它們也可能由其他因素產生。至於哪個器官受到酗酒的影響最大，則多半跟遺傳有關。

非法藥物的成癮者多半無法和其他成癮患者和平共處，不過他們特別受正常人厭惡。這群瘋瘋癲癲的年輕人多半沒有工作經驗，只為飄飄然的感覺，為了這股短暫且激烈的快感而活，然而不久後他們便只剩下在一次次的崩毀之間，對於戒斷的害怕。事實上，大麻和哈希什的毀滅性確實比海洛因要低得多，哈希什所引發的器官損害甚至比酒精還要低，這是近來人們認為哈希什的害處不那麼大的原因，不過我們也沒有理由吸食它。因為不同於酒精，人們吸食哈希什僅僅是為了刻意改變意識狀態。裡頭暗藏的危險更加龐大。這也難怪，哈希什確實是許多人邁向致命毒品悲劇的起點。

要戒掉哈希什相對來說並不困難，它的戒斷現象較為溫和，海洛因的成癮和戒斷則要激烈許多，成癮的速度也較快。至今我仍清楚記得，曾經治療過一名吸食哈希什的年輕女性，最後她終於戒毒成功。然而有一天她吸食了海洛因，這名患者突然變了一個人，她從自己、家屬和治療關係中滑脫，在最後一刻才順利被帶去戒毒，而她也成功了。現在她是一名已婚的幸福媽媽。

關鍵在於預防，患者必須避免有初次吸毒的機會。因此在青少年成長的環境中，周圍最關鍵的人不以輕率的態度看待成癮物質，是相當重要的。此外，人們要能主動地形塑生命，而不是被動地享受「嗨感」。

非法毒品也有其歷史。十九世紀有吸食嗎啡者，不過最重要的還是鴉片館，西方殖民強國試圖以此削弱中國實力。總之，英國名正言順地發動兩次鴉片戰爭，目的是為了逼迫中國皇帝繼續同意進口鴉片。最後，中國共有一億人口吸食鴉片。歐洲人這種令人難以想像的輕蔑心態，也說明了為何某些通曉歷史的中國人會有反西方的偏見。六八世代掀起「花之力量」（Flower Power）的人在麥角二乙醯胺（LSD）當中找到超級毒品，它讓人得以透過幻覺模擬自己嚮往的世界，不過也得當它不是瞬間襲來的恐怖旅程才行。吸食哈希什後也可能在數週後出現令人不適的「重現」（Flash-backs）片刻，引發突如其來的恐慌。古柯鹼則是富豪或那些（不計任何代價）想躋身其中的人，所使用的派對毒品。雖然少有生理上的成癮現象，但嚴重的心理依賴也能徹底毀掉一個人的人生，它就如同「設計師藥物」（Designerdrogen）和興奮劑等其他改變人類意識狀態的瘋狂藥物一樣，讓人在吸食粉末的過程中，自尋死路。不過最終全世界毒品消耗量的增加，並非源於尋求快樂的受害者被誤導的渴望；販毒者對金錢的無盡欲望，才是毒品市場蓬勃發展的原因。

海洛因就像那些可怕的粉紅優格一樣，來自拜耳勒沃庫森（Bayer-Leverkusen）。十九世紀末這種成分為了減緩疼痛和咳嗽症狀而被製造出來時，人們還不知道它將成為全世界最危險的毒品之一。它的成癮性極高，吸食一次便會上癮，生理的戒斷症狀令人極為不適，並有藥因性精神病（Drogenpsychosen）這種危險的併發症。長久以來眾人對於海洛因的戒斷有著激烈的辯論，幾年前只能用突然徹底戒斷的方式，也就是說患者只能住院，不得服用任何具有成癮可能的藥物，來度過短暫的戒斷期。因為奇怪的是，毒癮患者沒有專屬的自助團體，所以病患只能在專科醫院裡接受數個月死板的長期治療。毒癮患者宣示自己到死之前都不再沾染毒品，變成一件理所當然的事，人們以僵化的治療手法，回應毒品的強烈效果。於是幾乎沒有人會去！多數患者根本不會接受這樣的治療。

青少年吸毒致死的人數大幅增加，人們開始另尋他法。他們放棄教條式的僵化途徑，創立所謂門檻較低的療法，其中最具爭議性的是採用替代藥物美沙冬（Methadone）。這種藥品比海洛因更易成癮，但它能減輕戒斷時的痛苦；另一方面長期以美沙冬代替海洛因，也能降低重度毒癮患者的犯罪機率。為了減少社會上的入室竊盜案，而給予一個人成癮物質，這在醫學上合理嗎？然而關鍵的是，確實有更多毒癮患者因此前來就診，重度成癮患者也得以脫離貧困與死亡的威脅。他們對於斷然戒斷的方法裹足不前，卻願意接受以美沙冬這種鴉片類藥物做為輔助的戒斷方法。他們前來就診的原因，往往只是為了暫時脫離當下的情況，而在長久以來第一次擁有清楚的腦袋之後，他們偶爾也會考慮，自己是否應該試著戒毒。

毒癮患者讓所有熱衷於消費、誤以為能用許多金錢買來幸福與人生意義的正常人知道，這趟旅程在極端時會通往怎樣的道路。毒癮患者堅信擁有大量金錢或毒品，就能靠自己的力量達到某種嗨感，或所謂的幸福。色彩鮮豔的毒癮患者以這種方式破繭而出，揭露在病理學上失控的自主情形。我們赤裸裸地面對人類存在最終的嚴肅，正如哲學家卡爾．雅斯培（Karl Jaspers）所謂無法避免的邊界情境——罪惡感、紛爭、痛苦和死亡，這些情形人人都有機會經歷。因此在必要的情況下，毒品往往成為所有令人不安和為了找尋生命意義，而提出的無謂、深奧問題的偽造答案。毒癮患者只在窮途末路時才會這麼做，基本上所有人都對此心生嚮往，但它卻是一條歧途。因此成癮問題無法根除，毒癮者僅僅因為存在，便激怒了寧可壓抑自身病狀的正常人社會；而正常人在面對這些挑釁時，卻以孤立做為回應。

此外賭癮患者也希望透過金錢獲得幸福，這是現今猖獗的所謂非物質成癮當中，最重要的一種。當我第一次治療賭癮患者，看見他出現發汗、不安、顫抖等激烈的生理戒斷反應時，起初我完全不相信。現在就連賭癮也有專門的戒斷療程。基本上所有行為都可能失控上癮，然而在所有療法中最重要的問題永遠是：「除了成癮行為，患者還能做些什麼？」越能成功地（再度）找到這些有意義的途徑，就越能避免病患出現成癮行為。

因此成癮是追求烏托邦的代價，而它也受到正常人推動「幸福的可創造性」計畫的全力支持。只要世上還有人類，這個注定失敗的計畫將永無終止之日，而敏感且人數持續增加的成癮者，將為全人類驚人的草率買單。

第八章　人非聖賢：精神分裂症

1.探究精神分裂症：精神病房與政府部門的共通點

這裡有些地方不太對勁。這本書很奇怪，我姓氏的第一個字母總是以奇怪的組合出現，有些故事讓我想起自身經歷，這是呂茲根本不可能知道的。這本書到底怎麼會落在我的手上？書店裡的人也用怪異的眼光看著我，他的微笑背後難道不是別有用意？是誰這麼堅定地推薦我這本書，才讓我現在讀著它？這一切到底怎麼回事？為什麼就只有我讀著這本關於精神病學的書？是誰想讓我發瘋嗎？有誰想讓我住進精神病院嗎？而現在我還讀著這些句子！因此現在祕密終於要揭曉了嗎？當我讀到關於將我緊急送進精神病院的這個當下，不會有人進來，用友善關心的語氣要求我收拾東西，然後跟著去醫院嗎？我正感受胃部的輕微壓力，這到底是從哪裡來的？不知為何，現在我身處的房間也有點奇怪。窗戶的把手對著我。為什麼？牆上的畫掛得歪歪的。這一切想對我說什麼？不知為何這一切都安排好了，就連我剛才在回到書本的世界之前見到的人，反應都和平常不一樣。他的話語本身雖然不是特別奇怪，但如果仔細聆聽就會發現有言外之意。現在我該翻頁了，為什麼單單是現在？

我一定得繼續讀下去嗎？如果我現在闔上這本書的話呢？這會是可怕事情的徵兆嗎？這個感覺我很久以前就有了……現在就要發生了嗎？在下一刻？一切都好嚇人。不知為何很不真實，不像以前。但背後隱藏的到底是什麼？是誰計畫著對我不利的事？為什麼他不現身？為什麼要偷偷摸摸？不過我越是這麼想，腦中就越常出現這名書商，他微笑的樣子好奇怪。或許他在背後參了一腳。當然了，這一切就是他安排的，他讓我拿到這本帶有間接意涵、被操控的書，他想逼瘋我、羞辱我，讓我累垮，還在房間裡用難以理解的科技手法製造出奇怪的景象。或許他也用某種看不見的雷射光照射我的胃。這傢伙是一切的幕後主謀，現在真相大白了！但我不會這麼快就被他打敗，我不會讓自己陷入放射線的恐懼！我不會被逼瘋！我沒有瘋！我周遭的一切都被弄瘋了——是這名邪惡書商搞的鬼。

您感覺如何，親愛的讀者？或許在這個當下並不怎麼好，因為您方才可能擁有的短暫經歷，是所謂的妄想感，具體妄想便由此發展而來。您有機會體驗極其嚇人的妄想感，而具體妄想的出現，亦即認為書商是一切幕後主使的想法，恰好讓人鬆了一口氣。您或許也能因此稍微了解，為何妄想症患者無法藉由談話被治療。因為當「自我」迫使妄想感即將消失時，認為書商是主謀的妄想又會帶來某種程度的安全感。雖然這個安全感是病態的，但它總比瓦解自我來得好吧！

沒有能力自行分辨何者重要，何者不重要，因而有接收訊息氾濫所引發的無助感——這種來自內心對於「我」的不安是精神分裂症患者最基本的障礙。因此精神分裂症並非我們偶爾會聽見的「人格分裂」，即使它在希臘文中，原意為「靈魂的分裂」。人格分裂指的是「多重人格」，和精神分裂不同。一般人通常都知道，當他說「我」的時候，指的是什麼意思，但精神分裂症患者卻恰好對這點有所疑慮。他是誰？他的周遭環境發生什麼事？只有他才聽得見的這些聲音，評論他的所作所為，發號施令，或和其他人談論關於他的事情——這些到底是他自己的聲音，或者確實是真實世界裡他人的聲音？他甚至偶爾會聽見的「他的想法」，到底是自己的，或者其實是被外在灌輸的想法？而他的想法有可能反過來被別人聽見，或甚至被剝奪嗎？他還是「一家之主」嗎？或者他的自我意志其實受外界所操控？他身體上的感覺是從外界透過放射線或其他媒介而來？所以這些根本不是他自己的感覺？難道沒有人站在他身後威脅他的生命？對嚴重的精神分裂症患者而言，以上的問題都不是問題，他們的信念比您相對薄弱的想法——認為您正在讀一本描述奇怪事情的書——還要肯定。這些無法因論點而被矯正的信念被稱為妄想。

急性精神分裂症的發作將對患者造成極大負擔，並帶來生死攸關的衝擊，所以它也會喚起人類與存在相關的底層信念。因此宗教議題經常出現。這不代表宗教能讓人罹患精神分裂症，而是該病症會尋找類似的內容，所以有些從未真正在意教會的人，會聲稱自己是上帝、基督或者教宗。如果在宗教式微的地區，患者將會尋找其他內涵。

精神分裂症本身，和這些內涵以及其他社會影響沒有多大關係。我們發現從歐洲至南太平洋的所有文化中，精神分裂症患者的比例大致相同——約有百分之一的人曾經在人生某個階段罹患過精神分裂症。這個比例其實相當高，您曾經想過，在您接觸的一百個人當中，或許就有一人在過去、未來，或是現在罹患了精神分裂症？確實有些精神分裂症患者會接受住院治療，但那是極少數的例子，部分慢性患者會住在收容所，或選擇接受其他特殊照護的居住形式。但除此之外，他們仍然相當正常地在社會上生活，搭乘公車和火車，人們不會將他們視為精神分裂者。然而尤其重要的是，民眾認為精神分裂症的診斷，便代表一輩子都是「瘋子」的誤解，依舊廣為流傳。

對此公開的偏見，精神病學並非毫無責任。克雷佩林在一八九三年將精神分裂症稱為「早發性癡呆」（Dementia praecox），而布勞勒於一九一一年發明的「精神分裂症」（Schizophrenie）一詞，也不特別高明。從現今的眼光看來，兩者在精神病學上都不再站得住腳。靈魂分裂的說法就如同先前所說，是一項誤解，而精神分裂症也不會造成智力退化。精神分裂症的患者往往是突然遭病魔襲擊的高等生、專家學者，也常是特別敏感的人。因為遺傳之故，多半於二十至四十歲之間發病。過去人們將弱智者與精神病患一起關在療養機構，但這兩個族群皆未因此受益，反而大幅加深了外界對於「瘋子」的成見。事實上根據推測，精神病院裡的平均智商與德國聯邦健康部完全相同，我是認真的！

某天，有一位神學領域的教授打電話給我。他以前的一名學生，現在是老師了，突然變得非常怪異，想問我能不能看看她。因此有一天，一名看起來完全不奇怪、穿著整齊的年輕女子出現在我的辦公室。她非常信任這位教授，只是因為被要求來看我，所以才出現在這裡。她在過去那段期間經歷了一些不尋常的事，卻並不覺得自己生病了。我得知她已婚，有兩個年幼的孩子，婚姻很穩定。過去幾年來，她在一所高中擔任老師，而這份工作讓她很開心。基本上談話到目前為止，沒有任何不尋常之處，我沒有發現她有任何不安。所以我問她，這名神學教授讓她來找我——一名精神科醫師的可能原因。她打住不語，以推敲的眼光短暫地檢視我一番。我再次表明醫師具有對外保持緘默的義務，她才緩慢地開口說，她覺得自己在過去幾個禮拜裡有了特殊的體悟。她在那段期間內，無法確定自己是否可能是基督。最後她得到了肯定的答案，她短暫地遲疑了一下——自己就是先知以利亞。

我很驚訝，她的語氣充滿自信，沒有任何懷疑。我問她是否跟其他人說過這些事。沒有，她只跟這位神學教授暗示過，他卻沒真的聽懂。「上宗教課的情況怎麼樣？」我問。「對，這很難，尤其高年級的課剛好輪到先知以利亞。」不過她沒有透露任何跡象。我小心地點出，以利亞是舊約聖經中的先知人物，所以她現在不可能是這位先知。然而針對這個問題，我無法以理性的論述說服她，不過她卻以某種方式得知，如果其他人知道她有這樣的想法，自己會在工作上遭遇麻煩。此外，她在過去這段期間裡睡得很糟，因此我成功地說服她服用抗精神藥物。我也提供她住院的選項，讓她得以脫離那個對她來說絕對相當費力的情況。不過她並不願意，所以我們只能在排除生理因素之後，試著以門診的方式治療。

下一次看診時，她便表示藥物有了正面的效果，她睡得更好了。這次她也說，自己從很久以前便開始聽見神的聲音，祂會召喚她，給予她指引，並對她的行為做出評論。現在她不再聽見這些聲音了，不過她依然深信自己就是先知以利亞。尤其宗教課讓她特別吃力，但她不希望請病假，因為不想引人注意，況且她也沒有真的生病。療程持續有所進展，藥物的副作用也在合理範圍之內，病患開始懷疑並逐漸脫離自己就是先知以利亞的妄想。最後她終於完全康復，擊敗了妄想。她不再能理解，自己怎麼會有如此不合理的想法，不過幸好這都過去了。我們後續約了幾次診，以確保這個和平值得信任，沒有任何病態的想法再次出現。幾年後我從患者那裡得知，她繼續平順地過著她的人生。

精神分裂症有不同型態，最常見的是偏執型（paranoid-halluzinatorische Form），上述的教師便是這類型的患者。在急性發作期間，患者會出現妄想以及幻聽，也就是會聽見聲音。這類型的患者，適合以抗精神藥物進行治療。

青春型（hebephrene Form，hebe在希臘文中代表青春之意）通常發生得早，會出現於青少年初期。它的過程很低調，並且較不容易受到影響。年輕的患者在講話時會因此誇大其辭、顯得愚蠢，老是失去談話或者人生的方向。他們沒有明確的幻覺或妄想徵兆，受影響的是情感與知覺領域。雖然其他類型的精神分裂症也會有以下症狀，但在此處卻特別明顯——病患的情緒和臉部表情不一定和所說的話相符，他在談話時只具備少許情緒與言行呼應的能力。

所謂單純型的精神分裂症（Schizophrenia simplex）與青春型很類似。它只能從所謂「生命線的轉折」當中看得出來——病患整體的活力降低，而且停滯的情況不知為何越來越嚴重。他們不會有正性症狀（positive Symptome）如幻覺或妄想，而會出現負性症狀（negative Symptome），例如情感淡漠、動力減弱、專注力與注意力不集中。他們還可能出現常見於精神分裂症患者的思考形式障礙（formale Denkstörungen），這點從精神分裂症患者對俗諺理解的困難度上就能看得出來。如果要他們解釋以下的諺語是什麼意思：「為別人挖圈套，自己也會掉進去。（Wer anderen eine Grube gräbt, fällt selbst hinein.）」（譯注：意思是害人總會害到己）他們或許會點出情況有許多種，有突襲、取消、進攻等等。有時他們也會誤解幽默的評論，但絕不會總是如此。此外，他們往往相當優柔寡斷。在精神病發嚴重時，一名精神分裂症患者的思緒可能崩潰、完全脫序，或者如同人們所說的，注意力變得「渙散」。病患的想法會從一個話題跳到另一個不相關的話題，「三乘以三是星期日，新年發生在一月一日……」我們（沒有精神分裂）的英文老師偶爾也習慣這麼說，這是典型的「跳tone」。患者有時會冒出充滿想像力的新詞，但也可能變成特殊的胡言亂語。思考形式障礙可能或多或少出現於各類型的精神分裂症，不過它卻最常在單純型的精神分裂症中被提到。負性症狀將決定一切，就跟殘餘型精神分裂症（schizophrenes Residuum）一樣。殘餘型是慢性精神分裂症的休息狀態，老一代的抗精神藥物對此作用不大，新一代的藥物則已經有一定程度的療效。

最後一型是緊張型（katatone Schizophrenie），一百年前的精神科醫師還經常做此診斷。病患很緊繃，常常以奇怪的僵直姿勢站立於房間內長達數小時之久，這種病狀現今已經很少見了。

2.好消息：嚇人的疾病不再令人害怕

在所有精神分裂症患者當中，有三分之一會完全康復，三分之一會帶著微小缺陷但不至於無法工作，另外三分之一則維持是慢性病人。不過這群慢性病人裡，有三分之一的患者還會出現所謂的「二次好轉」（zweiter positiver Knick）。一開始的病狀越嚴重，未來預測的結果就越好。這些資訊對於坐在完全失去理智的病患身旁，不知所措的病患家屬來說，非常重要。當精神疾病的發展較不外顯，沒有幻覺或明確的妄想症狀時，它的過程往往更加艱難。如今，已經有相當完善的資源能協助慢性精神病患，讓即使生病的他們也能過著極為幸福的生活。他們往往比身邊「正常」的朋友還要睿智，因為他們曾經成功克服過重大的生命危機，也從中獲得如字面上所說的「奇幻」經驗。（譯注：這些經驗可能發生在患者腦中，而非實際發生於現實生活，所以此處的奇幻為雙關用法）這些經驗雖然經常充滿痛苦，卻也賦予生命絕無僅有的色調。這是現今「精神分裂」一詞往往受到誤解的原因，所有先前和它有關的恐怖畫面，早就遠離了它的原意。

最不合理的是，「正常人」將精神分裂一詞誤用為罵人的話。當他們想說和其敵對的「正常人」做出自相矛盾或毫無道理的行為時，會說他們是精神分裂症患者。然而往往就是正常人基於令人不怎麼愉悅的理由，而做出自我矛盾或毫無意義的行為。相對而言，真正的精神分裂症患者在他們怪異行為的背後，並沒有任何惡意。他們的妄想非常連續，而整體妄想本身的建構方式也相當合理，基本上它是連貫的——只有（充滿妄想的）基本假設錯了。一名患有被跟蹤妄想症的精神分裂症患者，在才智和策略性思考上能夠與所有的總參謀部軍官相提並論，只不過總參謀部軍官至少會跟另一名指揮的司令官取得共識，確認敵人的存在，但精神分裂症患者只獨自在心裡這麼想。不過精神分裂症患者有時也會成功說服他人相信自己的妄想，這人或許是他的太太，如果她帶有特殊人格特質的話。如此一來，精神科醫師將會面臨所謂的「二聯性精神病」（Folie à deux）。這對夫妻積極地蒐集箔紙，貼在床的周圍以抵擋雷射。太太生氣地寫信給所有可能的公家單位，並拒絕讓衛生部人員踏進家門，事實上他們只是想帶這名先生就醫。在這樣的情況下，衛生部人員將會有點困惑地站在住戶門口。等到他們稍微回神之後，還得先搞清楚到底誰才是這裡真正的「瘋子」。

畢竟一旦支持病患信念的人占多數，而精神科醫師是唯一深信患者生病的人，那麼這名醫師遲早會遭遇困難，需要好心的同事提供他專業的協助以及心理支持。因此在面對有力的反方說法時，最好能盡早行動。在我的醫院裡，曾經有一名住院患者信誓旦旦地聲稱，晚上有葡萄牙的樂團在他家前院演出，害他深夜不得安寧。因為該名病患住在艾菲爾山區的一座偏遠村莊，這讓我們思考了不同的可能性。當我們為了檢驗推測，打電話到病患家裡時，卻發現令人震驚的事實——某個葡萄牙樂團確實在不久前來到這座偏遠的村莊演出。精神科醫師也可能犯錯，越早發現對病患越有好處，但對精神科醫師也是如此。因為如同先前所說，要不然那些善解人意的同事就會出現……。

也有些其他的障礙會隨著妄想出現，而患者卻不一定會出現精神分裂症的所有症狀。偏執狂便是如此。其中還包含所謂敏感的關係妄想。這些患者大多為害羞且極為脆弱的女性，她們往往對自己的妄想相當堅定，除此之外卻極為正常。正因為她們過於正常，導致關係妄想的對象——他們經常是社會上位高權重的人——陷入絕望邊緣。我曾經治療過一名女病患，即便有法院判決也無法終止她日復一日的示愛行為，讓一名新教牧師不勝其擾。她沒有幻聽，此外也有打理生活的能力，只是無法擺脫沒有結果的戀愛妄想。

位高權重的人在高度精神分裂症中，也扮演了關鍵角色。曾經有一名患有評論性幻聽的慢性精神分裂症患者，出現異常行為已經有一段很長的時間，她在就診時表示，自己必須去羅馬找教宗。她必須馬上和他談，而他也已經和她聯繫上，並給予她特定且明確的指示。她在說這些話的同時，露出幸福的微笑。她當然不認為自己有病，只是在家屬的逼迫下前來就醫，不過她拒絕服藥。我們試著和她建立信任關係，一開始她的疑心很重，並因為總是不被理解，而跟其他有經驗的患者一樣，企圖隱藏她的妄想主題。等到她變得較為信任我們之後，她說自己一定得說服教宗取消獨身制，不久後便向我們坦承她必須和教宗結婚。如果我們能夠長時間站在精神分裂症患者的角度思考，事實上一切都很合理——當然我們並不真的這麼認為。

精神分裂症患者偶爾會發展出完整的妄想體系。我想起在艾菲爾山區的村莊裡探訪過一名病患。地標前五公尺的標誌上寫著此路不通，村莊籠罩在茫茫霧氣中，一切看起來很嚇人。我知道這名病患認為有綠色小人會圍攻他，他到哪裡都看見這些小人坐在籬笆上，並且深信他們想搞垮他。在這濃霧瀰漫的氣氛中，我差一點就相信他的說法。因此在我們抵達醫院時，病患和我都鬆了一口氣。有些妄想體系會充滿接近宇宙大小的幻想。有名病患曾經定期對我說，要送給我整個星系，警告我小心星際攻擊，而他在描述這些令他困擾的驚人想法時，卻總是看起來和氣又有禮貌的樣子。精神分裂症患者有時會散發近乎神聖的氛圍，他們下意識地與情緒過於糾纏的人保持身體距離，或更好的是，維持心靈上的距離，讓自己不穩定的「小宇宙」不至於受到不必要的干擾。所以我們無法真的靠得很近，只會維持在尊重的範圍內，即使這些病患往往比某些笨拙拍您肩膀的正常人，還要令人動容。

美國研究認為，情緒特徵不明顯的「低情緒表露」（low-expressed emotions）是最適合精神分裂症患者的環境。然而根據統計，如果在家庭裡主導的是情緒特徵強烈的「高情緒表露」（high-expressed emotions），精神分裂症患者發病的機率將會提高，時間也會較長。如果一名患有精神分裂症的獨生子，總是受到憂心忡忡的父母無微不至的呵護，並在這種狀態下了解雙親所有的困境和憂慮，這對那名孩子來說不一定是件好事。比較好的情況是，在十個孩子當中唯獨患有精神分裂症的孩子總是跟大家坐在一起，卻沒有人過度在意他。

3.心理學的沙利度胺災難：起因與影響

不過說來容易做來難。尤其在大學裡做研究，總是比在家裡親身體驗來得容易。精神分裂症患者的父母必須經歷多少痛苦！心理學上曾經發生過沙利度胺災難，也就是關於「引發精神分裂症的母親」這項論點。精神分析學家芙烈達．弗洛姆．萊希曼（Frieda Fromm-Reichmann）首次在精神分析的領域裡提出這個論點，她表示，母親特定的行為將導致小孩罹患精神分裂症。一開始這聽起來像是個可行的科學假說，然而此論點卻引發軒然大波。身為精神科醫師的我們在見到精神病患時，通常患者已經罹患精神分裂症，之後我們才能試著幫助這些人。不過我曾經見過一名健康活潑的十八歲少女，變成高度精神分裂症患者的例子，這絕對是我生命中最為震撼的經驗之一。當我想像一名母親看著自己的孩子經歷這些過程，所受的刺激一定更加強烈。如果人們怪罪這樣一名母親，說她是罪魁禍首，這會是我所能想到心靈最卑劣的極致。「引發精神分裂症的母親」理論導致許多母親自殺，十年後精神分析捨棄這個說法，因為那些可能引發疾病的行為模式太過模糊，此外它們也帶來截然不同的影響——不過那些逝去的生命已無法挽回。

當然我們能提出如何跟精神分裂症患者相處的好建議——架構明確、不緊迫盯人、理性，而且不要過度情緒化。但您試著當這樣的父母看看！當您看見您的孩子變得怪裡怪氣，越來越退縮，或許斷絕所有社交，完全不再具備慣常的能力；當「生命線急轉彎」時——這點尤其會出現在發病症狀隱匿的精神分裂症患者身上，您試著在回應時保持理性，而且不要過度情緒化看看！到時您試著不要「過度保護」！父母的行為模式多半不是起因，而是疾病所引發的後果。

精神分裂症多半具有遺傳性，但我們也得小心這樣的說法。當家屬問我：「這會遺傳嗎？」我一開始總是說：「不！」因為人們在問這個問題時，多半帶著精神分裂症會自動傳給所有或多數孩子的想像，但這個想法是錯的。全體人民罹患精神分裂症的風險就如同先前所說，大約是百分之一。一名罹患精神分裂症的母親生下精神分裂症孩童的機率大約是百分之十二，也就是十二倍。這就表示，該名母親的每八位孩子中，平均有一位將罹患精神分裂症。此外，遺傳因素的重要性在於，人們因此知道精神分裂症並非來自父母偏差的行為。問題行為可能導致病發，每項「非特定的壓力」也可能會，比方說墜入愛河或者失望、狂喜或極度絕望，但也可能只是肺部發炎。即使沒有這些壓力，應該還是會病發，只不過可能會晚一點發作。總之，許多電影裡嗡嗡作響地說有人能把別人「搞瘋」，這是天大的歪理。人們可能因為嚴重的創傷，對他人造成某些心理上的重度傷害，創傷後精神壓力障礙（posttraumatische Belastungsstörung，簡稱ＰＴＢＳ）便是創傷後衍生的戲劇性結果，這部分我之後還會提到，但沒有人能讓另一個人得到精神分裂症。

因此在做出精神分裂，或其他重度精神疾病的初步診斷後，與父母進行詳談才會如此重要。就我的經驗而言，幾乎所有的父母在此情況下，都會陷入深深的自責。他們擔心自己在教養的過程裡，犯了某些極大的錯誤。在此情況下，我會變得嚴正，以主治醫師身分的權威性向父母解釋，他們跟疾病的發生一點——確實是「一丁點兒」關係也沒有。了解這件事情很重要，尤其因為家長是繼患者之後的第二受害者，他們經常比患者承受更大的痛苦。當代個人主義的角度，尤其對精神病患來說，並不足夠。每個人不論好壞，都對他人有意義。其他人雖然跟著受苦，卻也是有效的助益。因此，自助團體能夠提供協助，家屬能藉此相互扶持，在面對困境時不再覺得形單影隻。然而糟糕的不僅是家長閉口不談對自己做錯一切事情的擔憂，還有那些無法擺脫、自以為是的親戚。他們所知道的一切，都是道聽塗說來的。他們散播令人難以忽視的謠言，說有這樣的母親難怪小孩會生病，這他們早就知道了，現在情況一團亂等等。面對這些在傷口上撒鹽的行為，我們也要保護患者的父母，避免他們受傷。此外，幾乎每個人都有罹患重度精神疾病的親戚，我們不容易發現，是因為一般人習慣對此三緘其口。您去詢問關於那位

「怪異」的嬸嬸，或「異於常人」的舅舅吧！每個家庭都有一些令其他過著黑白人生的無聊親戚尷尬不提的彩色人物。

精神分裂症的治療效果主要來自於藥物，所謂的抗精神藥物。雖然輔助性的談話治療和其他不同的療法，比方說職能治療、運動治療等等也有效果，但是我們必須承認，最有效的不是我們這些迷人的治療師，而是單純的精神科藥物。在藥物時代的初期，此觀點仍然具有爭議性。有些心理治療師誇口說，完全不需要藥物就能治療精神分裂症，但他們卻早在過程中發現，這是個錯誤。如果沒有至少試著給予精神分裂症患者最新的抗精神藥物，讓他有機會擺脫痛苦，這會是一場醫療疏失。抗精神藥物是有療效的，它能讓患者的生活再度變得可以忍受，或甚至完全恢復精神上的健康。

如果有人在數個月內經歷了從自然療法到精神療法，直到其他神祕的胡說八道所帶給他的痛苦之後，才透過適當劑量的藥物找到脫離妄想之路，他將對所有反對藥物的意識型態免疫。

4.精神分裂症患者與正常人：令人困擾的關係

病患體會到的當然不僅是藥效，還有不受歡迎的副作用。因此讓有經驗的患者配合加入療程，是件好事；如此一來，他們便能自行評估改善病情的藥效，和帶來負擔的副作用之間的比重。曾經有病患對於抗精神藥物的學術文獻相當了解，我會向他介紹新的抗精神藥物，一併附上相關的學術文獻，好讓他自行決定是否採用新藥物。讓了解病情的病患學習自己控制藥量也是件好事，他們能真正體會到藥物的療效，並成為自身疾病的管理者，也能因此學會如何不讓自己超載，但也不因藥量過少而回到急性發病期，令他們脆弱的靈魂肌膚受到傷害。此外還有自助團體讓患者在其間交換意見與學習，了解自身權益；有時當某些醫師對患者的自主權不夠敏感時，也能派上用場。經驗老到的病患比我們這些讀書萬卷的醫師更了解他們的疾病，謙虛點兒對我們這群人來說，是有好處的。

對於慢性精神分裂症患者而言，一目了然的架構相當重要。在我負責照顧的一間住宅裡（譯注：病況輕微的精神病患不需要住院，而能居住在有社工、治療師或護理人員提供協助的照護住宅內），情緒混亂是很普遍的現象。每個人都試著了解其他人，大家會談論感覺，和病患的相處就像朋友或哥兒們一樣。病患不斷被送回醫院。某天來了一位新主管，是一名社工。他引進清楚的架構，同事之間必須以敬語相稱，和病患當然也是。患者能針對管理方法提出有影響力的抱怨，但每位住戶也必須為自己負起某些責任，氣氛突然有了轉變。患者突然間看起來就像成年人，住院的人數銳減，嚴重的慢性精神分裂症患者L先生，平常只會胡言亂語並送給我數頁難以閱讀的字句，卻走向某位新進同事，並清楚地說出：「我叫L先生，別人以敬語稱呼我。」個人界線受到了尊重，這為所有患者帶來正面的影響。

此外，該名病患除了有時難以接近之外，算是非常可親。偶爾會想去史特拉斯堡（Straßburg）的歐洲人權法庭，卻老是被警察抓到，再被送回這裡。他因此對那些警察很不諒解，然後再花數個月的時間在房裡計畫整個過程，並寫出令人完全費解的驚人長句。不過他會提供住戶以及工作人員，聆聽他朗誦的機會。他堅持聽眾在聆聽時一定要非常專心，但除了他本身可能聽得懂那些極為主觀的胡言亂語之外，我們誰也聽不懂。即使如此，所有人還是很喜歡他。

或許這跟人們認為，精神分裂症患者比其他人更加善感有關係。這種特質也是一項能力。比方說詩人荷爾德林和當代的羅伯・瓦爾澤（Robert Walser）就曾經待過精神病院一段很長的時間，就連畫家梵谷也可能蒙受精神分裂症之苦。我曾經認識一名非常虔誠的年輕人，他想要加入修道會。即使他罹患精神疾病，卻能將交替居住的兩個世界，清楚地分開。修道院的規矩對他有所幫助，疾病雖然讓他過得很辛苦，但也因此讓修道院的生活變得有說服力。有時修道院成員所共同協助的精神分裂症患者，也能反過來透過生病的歷程，給予該團體深層的靈性刺激。

精神分裂症患者和一般人一樣機伶，只是他們比較少像聰明的正常人一般，迂迴地欺騙他人。他們不總是說出自己真正的想法，因為他們經常因此遭遇不好的經歷。不過就某方面而言，他們比大多人還要誠實。我們可以說，精神分裂症患者有時受苦於主觀的真實，而他們因應的方式可能令人相當佩服。總之，精神分裂症患者從未引發或指揮過戰爭；在我的精神分裂症患者裡，沒有人是商業罪犯，或者毫無個性。當然，他們以自身的特點和格格不入，震驚了無可救藥的正常人社會，而在急性病發期間也可能變得激進。如果我們確實保有充分的人性敏銳度，便能從這群特殊人士的多彩多姿中獲益。此外，他們從不會失去方向感，正常人可就不是如此了。我曾經向一名有幽默感的好友解釋抵達我醫院的方法，結果他完全搞不懂，當他到第三次還不了解的時候，我大叫：「你就開車到科隆南部，毆打一名警察後跟他說，你聽到聲音命令你這麼做，然後你就會到我這兒來了！」我們的問題在於正常人！

低估精神分裂症患者和高估「正常人」都將邁向錯誤。因為有件事情連結了全人類：人非聖賢，孰能無過——或者就像歌德所說：「只要人在奮鬥，便會犯錯。」（Es irrt der Mensch, solang er strebt.）

第九章　天堂般的狂喜和抑鬱至死：憂鬱症與躁症

飛天般的狂喜與抑鬱至死，誰會真的這樣？的確有生了某種病的人，會經歷如此極端的天堂地獄。

1. 憂鬱症：什麼是不幸中的大幸？

這名正值壯年的經理覺得很沮喪。數個月來，他的情緒越來越低落，不再有任何事情能讓他開心。他喪失動力，容易疲倦卻無法好好睡覺，也沒有任何食慾。他開始擔心，一切將會走下坡，除此之外，基本上什麼問題都沒有。他有一份好工作，一名善良且有同理心的妻子，孩子都已成年，發展順利，也很支持他。他大可以和妻子輕鬆地坐在躺椅上，一起喝杯好酒、享受生活，然而他卻在早上帶著害怕與不安起床，一想到漫長又辛苦的一天等著他，便令他情緒低落。他要如何完成所有事情？難道他不會毀掉他的家庭，並且讓家人陷入貧困？難道他不該為自己的沉淪負責，為他的公司、朋友或家庭的問題負責？確實，這些事情令人絕望，而它們永遠不會有結束的一天。他再也不會因太陽露臉而開心，他，是個無用的人。他再也不會像以往過得還不錯的時候那樣笑了，而他幾乎無法為此感到悲傷。沒錯，數個月前他還為自己的命運哭過，但不知何時，他連眼淚也乾了。他的內在就像一顆石頭，即使麻木不仁，卻仍為那黑暗的虛無感到低落，那持續將無助的他向內拉扯的虛無……。

經驗老到的精神科醫師說，在長期經驗的累積之下，人們某種程度上能理解精神分裂症患者的狀態；但打從內心深處由內而外升起的沮喪和鬱悶，卻是我們無法感同身受的。憂鬱症一詞多半會引發誤解，因為有些人認為，這是摯愛的人死去時所引發的劇烈悲痛；或者它會發生在痛苦分離後，讓人們數天或數週都覺得很糟糕。然而這些卻跟發自內心的沮喪體驗，天差地遠。美國心理治療師世沙曾經說過，憂鬱症雖然是治療師最愛的詞語，卻沒有人真正知道，那代表什麼意思。因為每個人對於憂鬱，都有其高度主觀的聯想。

我們曾經治療過一名真的相當獨特的病患，她在正常情況下能讓整個廳堂引爆歡呼，但如果這種方式只能娛樂少部分人，她就會陷入她「專屬」的憂鬱症。在這個階段裡，她將會非常痛苦。因此我們會給予一個外表與他人相比一點也不沮喪的人抗抑鬱劑，直到這個階段永遠消失為止，我們也給她具有預防作用的情緒穩定劑（Stimmungsstabilisierer）。無論如何，人們對憂鬱症的感覺都是格外主觀的。

聽到憂鬱症一詞，每個人都會想起自己人生當中過得不怎麼好的某些階段，多半是某些令人傷心的事件導致情緒低落。不過這一切跟憂鬱症這個疾病一點關係也沒有。在發生悲傷的人生事件之後，出現傷心的反應並非病態，反而很正常。當一般人在有商業頭腦的心理專家鼓勵下，將這些精神失常擴大為疾病，或者當他們在過度自我觀察下反覆思量某項精神疾患時，將會對自身造成傷害。因此憂鬱症（Depression）一詞非常彆扭，為了和常見的「憂鬱」一詞區分開來，人們試著將來自內心沉重的沮喪感，稱之為傷感（Melancholie），不過該用語卻無法真正普及。無論如何有件事情很清楚：這裡所指的重度憂鬱並非某些惱人的生命事件所能解釋的不悅，即使在個別案例中，非特定壓力被認為是觸發疾病的因素，它卻不是病因。重度憂鬱症不僅是單純的過勞或者倦怠（Burn-out）。此外尤其在該領域，可憐的家屬經常受到不合理的怪罪，所以我們必須澄清，來自內在的重度憂鬱並非任何人的「錯」，遺傳因素扮演了顯著的角色。

對憂鬱症最好的描述是稱它為腦部代謝障礙，最適合的療法則是透過代謝產物，也就是藥物，來治療。這個疾病也有自己的動力，在嚴重時患者會畏避安慰性的談話以及專業的心理治療。在極為嚴重的狀況下，還有憂鬱症所引發的妄想症狀——「貧窮」妄想、「罪惡」妄想，或者認為自己永遠不會痊癒的妄想。患者甚至可能出現幻聽。這些症狀無法透過談話獲得改善，眾所周知。這項障礙的壞處是，患者會想像出重大痛苦，好處則是它們終究會消失，完全消失。然而憂鬱症患者往往不僅受憂鬱症所苦，「正常人」所給予的「好建議」，也可能是讓憂鬱症變得極為難受的原因。患者總是被迫參與一些他們沒有能力進行的活動，使其自信受到進一步的傷害。家庭主婦因為晨間憂鬱的關係，早上爬不起來，而先生幾乎以生氣的口吻逼迫她，這也難怪一切超出了她的負荷範圍。不過現在她有機會不這麼做了！醫院的入院通知本身往往就能讓人大鬆一口氣，因為日常生活的緊迫和個人缺失所引發無法避免的後果終於消失了。而「你就振作起來嘛！」的建議或天真地說服患者情況依舊美好，往往只會讓重鬱症的病患再度冒出抑鬱的想法，覺得自己真的一無是處，還不知感激地無法為一切美好的事物感到開心。度假之旅對這群患者而言，可能會變成折磨。因為他們將看見豔陽底下抱著度假心情的快樂人們，而自己的心裡卻依舊像顆石頭。這個對比讓過去已經很糟糕的情況雪上加霜。

但是不幸之中總有大幸。重鬱症容易治療，這個階段遲早會結束。確切的時間點無人能夠預測，但確知的是，它一定會過去。戰後著名的精神科醫師漢斯．伯格普林茲（Hans Bürger-Prinz）在個人回憶錄中寫到，在一九三〇年代一名萊比錫的企業家太太，突然從開心的雲端陷入重度憂鬱的特殊案例。她去拜訪精神科醫師，當時卻沒有真正有效果的藥物治療，所以她在接下來的幾年內看遍歐洲幾乎所有知名的精神科醫師。沒有人能夠幫助她。然而在經過十七年後，當所有人都放棄好轉的希望時，她卻突然在某天早上起床後——完全康復了。憂鬱期結束了，消失得一乾二淨。這名女病患開心得不得了，邀請所有治療過她的醫師參加一場盛宴。歐洲的精神病學菁英便在這個嘈雜的夜晚慶祝自己的失利，以及病患脫離憂鬱的喜悅。

再回來談先前的經理。他對於情況是否會好轉，也不抱有任何期望。偶爾他會有自殺的念頭，但他能夠信誓旦旦地保證，自己不會在住院期間內這麼做。我必須不斷安慰他，說他會痊癒。我們以藥物進行治療。所有伴隨的談話不斷圍繞著他的絕望，而他沒有能力進行任何有益的觀點轉換。第一次給的抗抑鬱劑沒有發揮效用，我們試了另外一種。之後我們看見他變得開朗，恢復了動力，無助感也消失了。這名病患第一次可以感興趣且投入地談論除了心情以外的話題。妻子是第一個注意到好轉跡象的人，然後是看護，再來是我們醫師。可惜病患通常是最後一個意識到自己好轉的人，最後他終於也發現自己正逐漸康復。他開心得不得了，在出院回家後，一開始在工作崗位上顯得有些過度積極，私生活也有過度興奮的情況。經過長時間的低迷期，出現這樣的反應基本上很合理。不過精神病學家將該情況稱為「輕度狂躁的波動再極化」（hypomanische Nachschwankung），這個階段是暫時的，也是憂鬱症完全終結的徵兆。在憂鬱症消退之後再和病患詳談，是件有趣的事。他們什麼都記得，包括醫師充滿希望的回應，以及自已深切的懷疑。「醫生，雖然我沒辦法相信，但您的不斷鼓舞仍然相當重要。」尤其是現代的抗抑鬱劑，它能夠終結過去往往拖延數年的折磨。如果不接受治療，憂鬱期平均會持續約半年，再加上抗抑鬱劑通常要等兩三週後才會見效，因此及早且適當的治療極為重要。只要一天沒有憂鬱症，就代表贏得了恢復繽紛生活的一天。

當然伴隨的心理治療，尤其是認知行為療法，對重鬱症患者的痊癒也扮演了重要角色，其他的治療方法如職能治療、藝術治療、音樂治療和運動治療也是。特別在治療憂鬱症患者時，還會實施睡眠剝奪療法。對於傾向隨季節出現的憂鬱症，光照治療（Lichttherapie）可能會發揮效果，它能以人工光源幫助尤其在陽光缺乏的時節裡感到憂鬱的患者，協助他脫離情緒低潮。然而無論如何，關鍵點仍在於抗抑鬱劑的藥物治療。如果嘗試過不同藥物療法卻都無效，可以考慮對重鬱症患者實施電痙攣療法。

人們將憂鬱症稱為「常見疾病」可能是誇大其詞，畢竟就像先前所說，不是所有自然的悲傷反應都是憂鬱症。約有百分之三到四的人在一生中經歷過重度憂鬱期，許多知名、才華洋溢的特殊人士，都曾在生命中經歷過抑鬱的階段，例如海明威、雨果・范德古斯（Hugo van der Goes）和其他某些特別敏感的藝術家等。許多人絕口不提他們的憂鬱症，但偶爾會有人承認，例如前荷蘭女王已去世的先生和某知名足球員等等。此外還有精神科醫師皮亞特・高柏（Piet Kuiper）所寫的值得一讀的好書《靈魂缺蝕》

（*Seelenfinsternis*），他本身罹患過憂鬱症，並在書中生動地描繪自己患病的歷程。

2. 毀滅性的想法：覺得一切都完了

當然治療並不總是有效果，有些人是因憂鬱症而自殺。在復原階段時，動力恢復，但情緒卻依舊低落的情況並不少見。自殺對家屬的打擊很大，醫師和其他治療師也會受到震撼，悲傷面對自己失敗的事實。不過事情沒有這麼簡單。當然患者的自殺也可能是治療失誤的結果，那這就是治療師的失敗，然而自殺也代表人類最終的不可預測性，是自由的表徵、尊嚴的基礎。確實我們得在合理範圍內，盡量避免憂鬱症患者自殺，因為通常讓人想死的並非他的自由，而是他的疾病。不過如果自殺事件確實發生了，大家必須釐清一點，我們永遠無法從外在清楚評斷，患者在疾病之餘所擁有的自由發揮了哪些影響力，而疾病又占了多少因素。兩者都是治療師永遠無法掌握的，否則精神病院將變得極權。如果我們在病患的腳銬上一顆鐵球，並讓警衛夜以繼日地看守著他，當然能完全避免自殺行為，但如此滴水不漏的控制並不人道。原本便已沮喪不已的患者絕不會因此擺脫憂鬱，反而將陷得更深。具有人道關懷的精神病院總是必須考量患者的自由與個人責任，其中也包含某些風險的可能性。

自殺可能發生在所有精神病患的身上，然而當我們在和有自殺傾向，也就是具有急性自殺危險的患者相處時，基本上也有必須遵守的特定標準。重要的是，我們得認真看待患者在這方面的所有暗示，新手醫師經常害怕患者因為具體的詢問，而動了「蠢念頭」，所以避免談論這個話題，這個想法大錯特錯。背負著自殺念頭的人通常感到極度孤單，他無法跟任何人談，無論如何不能跟陌生人聊，不想讓朋友擔心，也不想用這個話題嚇壞家屬。他就這樣孤伶伶地醞釀著這個可怕的問題，當他在此情況下被我們具體地問到：「您曾經有過厭世的念頭嗎？」患者偶爾會一股腦地爆發，因為他終於有機會跟另一個人討論這個話題。而如果接著問，上一次有這個想法是什麼時候？我們往往會發現，那是不到三小時前的事情。當我們繼續追問，患者是否有具體的自殺想像，便會發現一切都經過非常仔細的規畫。這就是高危險病例。外行人這時無論如何都得去找專家諮詢，最好是精神科醫師，比方說和病患一起去負責的精神病院。在患者具體的描述之後，便不該再讓他有獨處的機會。這多半能讓患者了解，非專業人士並沒有能力處理這個話題，尤其是投入強烈情感的家屬或者伴侶。如果精神科醫師最後的結論是，患者沒有具體的自殺危險，至少我們也盡了該盡的義務。我們必須知道，絕大多數的自殺者都曾經跟照顧他的人提過這件事。確實在婚姻亮紅燈、員工被解聘或類似事件發生時，會有人為了施加壓力而以自殺相脅。即使如此，我們還是應該嚴肅看待此事，並尋求專業協助。如此一來，以這類方式嚇唬人的人，也會變得更加謹慎。

哪些徵兆會被專家視為真正的自殺危險？當病患一心只想著這件事、不再計畫未來、不再能說出自己存活的理由，當他已經有了自殺幻想，這時就很危險。又如果家族朋友中有人自殺過，尤其當他本身嘗試過自殺，那麼阻止他這麼做的門檻便會降低。關鍵的後續步驟是，能否成功建立治療關係，並以此為基礎和病患訂定「契約」，至少他在治療過程中不會自我了結。如果病患「有能力同意」這個做法，那麼少數病患甚至可以轉去門診，不過無論如何都必須在開放式的精神病房裡治療才行。

如果精神病患具有嚴重的自殺傾向，沒有能力擔保，也不願意接受治療的話，我們就必須在違背患者意願的情況下，安排他住進封閉式病房。管制機構或警察可以直接帶著執業醫師所做出對應的評估結果這麼做，如果要待上中長期就必須由法官同意這種剝奪自由的舉動。在違背患者意願的情況下安排住院，想必會令家屬感到相當難受，但我們必須說明，幾乎所有病患在康復之後，都會對家屬或其他參與住院事宜的人，表達真心的感激，感謝他們救了他一命。因為這才是關鍵。世界上不僅有能夠救命的手術，強迫住院也可能救人一命。然而關鍵並不在於安全措施，反而是令人信賴的治療關係，以及對於相關精神疾病所提供適當且專業的治療。如果不強迫病患住院，這樣的治療根本一點機會也沒有。

3. 講堂裡的情緒：聯邦軍的壓力

雖然精神科醫師最美好的經驗之一，便是看見一名憂鬱症患者恢復健康，然而親身陪伴這些患者，也可能很累人。我們的精神病學教授蜷曲著身體，坐在一名圓潤的女病人面前，她也同樣將憂鬱症的重擔全部表現在消沉的坐姿上。這段以細微含糊的聲音進行的對話剛剛結束，病患站起來，無精打采地離開講堂。佛格教授還解釋了憂鬱症的某些特質，突然講堂的門被扯開。「佛格兒，真高興你在這！」一名同樣福態、身穿黑衣的紅髮中年婦女大聲喊著，伸直的食指上轉著小皮包，如旋風般地踏上講台。佛格教授馬上擺出開心放鬆的姿態。這名病患顯然沒有憂鬱症，相反地，她以令人印象深刻的方式，呈現雙極性情感障礙的另一端——躁症。話語連珠炮般地從她口中傾瀉而出。她說她昨天又去搭公車了，她真的在那兒上演了一場秀，所有人都覺得很棒，大家差點要起立鼓掌……「總而言之，佛格兒，你怎麼一直以『您』稱呼我，平常你都不這麼稱呼我的，現在的人都好害羞，昨天我去肉舖問那裡的女店員，有沒有搞過婚外情，結果她就臉紅了，還結結巴巴地，即使很多顧客絕對也都很感興趣，不過沒關係，到哪裡顧客都很重要，在你們這邊也……佛格兒，這些人在這裡幹嘛？」「這些人是大學生……」「那我就是綜合堅果了（譯注：德文的綜合堅果Studentenfutter直譯為『學生飼料』之意）……說到綜合堅果，我從來就不喜歡，太黏牙了，我喜歡過我的威利，過去他總是照我的意思做，結果有一天他就走了，不，應該說我走了……搭計程車去漢堡，我們有過，曾經搭計程車從波昂到漢堡，在外阿爾斯特湖邊喝咖啡，然後再回來，我一直都想這麼做……那次真的很愉快。為什麼要叫愉快而不是愚蠢？事實上這很惡劣，佛格兒，你們男人總是能找到比較好的措詞……順道一提你沒有剪指甲，你應該多注意一下儀容……你什麼話也不說，那我最好還是走吧……」「您覺得自己生病了嗎？」「生病？你怎麼會這麼想？我從來沒有這麼健康過！雖然你是教授，但你搞不清楚狀況。把健康的人說成是病人，你只是想把病床填滿吧！我從來沒這麼有創意過。所以我不再睡覺了。昨天晚上我寫了一本小說，你實在很無趣……」「您還有其他重要的事情要說嗎？」「沒，我現在也沒時間了，還有別的地方需要我，大家掰掰……那個髮型很酷的，你叫什麼名字？……算了，我走了，好好專心，從佛格兒身上可以學到很多……」她跳起來，抓起她的小手提包，再度以食指繞著它，在學生熱切的掌聲下離開講堂。

佛格教授根本不需要多做解釋，那絕對是個開朗的躁症病例。她的話題一個跳過一個，我們稱之為意念飛躍（ideenflüchtig），其極度鬆散的連結在某方面來說，還能被理解，相較之下精神分裂症患者的渙散才真的是「跳躍性思考」。在生動的談話過程中，教授輕鬆地坐在他的座位上，偶爾將手交叉放在頸後，並且跟面對憂鬱症患者一樣，試著透過身體的姿態展現同理心，因為他幾乎沒有機會開口說話。在和躁症患者接觸時需要很多細微的直覺，一方面他們可以風趣迷人，那他們也值得傾聽的治療師露出真誠的笑容；另一方面我們卻得隨時記得，他們往往讓自己超出尷尬的界限。事後他會記得這一切，也可能想起沒禮貌的治療師不懷好意的笑容。因此我們在面對躁症患者時總是得如履薄冰，試著和病患保持尊重的關係，但也得隨時注意患者的尊嚴。這裡需要有妥協的意願。我們不必忍受所有事情，卻得考慮到患者冒失的評論是由疾病所引起。躁症患者在發作時，想法並不容易改變。他們確實注意到錯誤，卻會毫不猶豫地尖銳批評，置我們於相當棘手的處境。

愉悅的情緒會伴隨狂喜，也可能演變成誇大妄想（Größenwahn）。我想起一位非常和氣、偏瘦及凡事要求完美的銀行員，第一次因為躁症而受到驚嚇的例子。雖然他的誇大妄想總是有固定的開頭：「我身為人類和會計師……」但他的自我卻非常巨大。他永遠無法決定自己到底該是美國總統、莫斯科蘇聯共產黨總書記，或者是教宗。然而他總是語調和善地認定，我們這群凡夫俗子得好心等他決定好適當的領導位置。不過由於吃了藥，所以在他決定最呼應內在感覺的世界位置之前，便慢慢恢復了「抓地力」。最後他痊癒了，並再次覺得，世界上沒有比當會計師更幸福的事。

躁症的診斷不總是那麼容易。比方說患者到底是萊茵地區心情愉悅的平凡人，亦或是需要治療的病患，這方面我們往往必須仰賴家屬的意見——尤其會問的是，患者是否真的回歸現實了。

躁症患者持續登上報章頭條。如果民眾不了解情況，當看到一名穿著牛仔裝、掏出手槍的律師在夜店橫衝直撞，為了「解救」一名酒吧女侍，但其實她根本不想被「解救」時，鐵定會感到很好笑。然而所有這類型的患者，通常都能完全痊癒。曾經有一間大公司的主管級員工，在試用期時躁症發作，和新長官稱兄道弟，還大鬧現場。在此事發生後，醫師不再應該保持緘默，若是再加上精神科醫師對病情的說明，能讓患者不至於被解雇。原因是躁症患者會完全康復，公司因此能留住心懷感激的員工，病患也能保住飯碗。

一名跟我們很熟的躁症患者又被送到醫院來了。雖然她的情緒很高昂，但也有些過度敏感。過度敏感的躁症是這種病症當中，令人較不舒服的一種。總之她在家裡大吵大鬧，而且被迫被送來醫院。我們特別喜歡她，因為她在躁症期間有豐富的想像力，總是給予他人真誠的評價，卻也經常洩我們的底，還以各式各樣的惡作劇將病房搞得天翻地覆。我們當然讓她接受良好的治療，她的病情也出現好轉。就在這個時候她問我們，院區的出口在哪裡。我們當時沒多作他想，卻沒注意到，一名躁症患者的「醫院區域」比我們想的要大得多。因此在約一個小時後，我們接到當地聯邦軍營的緊急來電，執勤的軍官相當困擾：在他們那兒出現一名從我們醫院「潛逃」出來的女性病患，現在她正在執勤人員的桌上跳舞，看我們能不能派一兩名「照護人員」，將病患「帶回機構」——他指的是我們這兒（引號中為軍方用語）。我們開了點玩笑，派出最嬌弱的護理系女學生到軍營去，平靜地將病患毫髮無傷地帶回來。這名女病患特別享受那次的郊遊，聯邦軍卻快被弄瘋了。您想想：超過五百名全副武裝的男人和一名本院的女病患！此後我再也不相信德國聯邦軍的抵禦能力了……。

要說服一名躁症患者接受治療往往很困難，因為他們並不認為自己有病。其中還涉及道德上的問題——我們有權治療一位根本不願接受治療的病患嗎？尤其躁症患者在恢復健康之後，會認為躁症階段是他人生中相當精采的部分。然而許多患者卻在相對短暫的時間裡，毀掉自己全部的人生。他們毫無障礙地將自己的錢從窗外扔出去，和各式各樣的人吵架，背叛並騷擾朋友。在躁症階段結束之後，有時他們將面對一團混亂。因此躁症結束之後，往往會出現憂鬱的反撲，而憂鬱的理由可能非常實際。正常人在面對憂鬱症患者時，會自然流露出同理心，但在面對躁症患者時，則完全不同。躁症患者看起來一點也不值得同情，反而因為侵略性的興奮或敏感，而讓人感到厭煩。躁症患者並不會自然散發出求救訊號。在憂鬱症中受苦的主要是病患，在躁症中受苦的則是周遭的人。然而在躁症結束之後，患者也會清楚看到自己闖了什麼禍。因此身為醫師的我們，會在「假設躁期後恢復健康」的病患委託下工作。事實上當躁期過去，患者往往會對醫師以及在發病期間變成專家的親屬所做的努力心懷感激，因為他們讓一名不知道自己生病的患者，不至於發生最糟糕的情況。

我還記得一位開明的荷蘭精神科醫師，發表過一場令人印象深刻的演說。他提到一名躁症患者曾經在某地區四處恣意妄為。人們並沒有介入，因為他們很開明。最後這名女士在鄉村的街上裸奔，身上一絲不掛。最後他們終於決定在違背她意願的情況下，將她送往負責的精神病院。在那裡，她拒絕接受所有治療，並在病房裡和男人親密地廝混。在堅持開明的作風數星期後，醫院終於決定強迫她服藥。躁期在短時間內消失了，然而接下來的事情卻讓精神科醫師的心理背負重擔。這名病患對「開明」的精神科醫師提出尖酸的批評，認為他們以觀望的姿態任憑她喪失尊嚴；她的孩子對她感到極為不齒，而她自己想到在躁症期間的所作所為，便覺得非常可怕。強迫治療有時是極有勇氣的人性作為，但實際上在治療躁症患者時，要這麼做卻一點也不容易。當病患在當下傷害自己或他人時，我們可以違背病患的意願將他送醫，但躁症患者既不想要自殺——即使氣氛騷動到快要爆炸，也不想要謀害他人，因此法律上強迫就醫的前提往往並不成立。

所以我們必須想辦法，讓躁症患者願意接受治療。驚人的是，有經驗的人幾乎都能成功完成這項任務——因為某些躁症患者會下意識地覺得，自己有哪些地方不大對勁。他絕對不會承認自己生病了，但他願意在醫院裡接受治療。有時病患甚至會將這項矛盾說出口。某位持續發想偉大點子的躁症患者認為自己是全世界最富有、最有權勢的人，他在看診時以極為平靜的口吻說：「醫生大人，其實這是一樁醜聞，現在我已經是億萬富翁了，但我卻仍然買不起一包菸。」

4. 躁症患者與正常人：死敵

躁症患者活得比一般人還要多彩繽紛，當然有時對周遭的人或患者本身來說，一切變得太過紛雜，所以他們才必須接受治療。然而躁症也有它的優點，藝術家和其他創意人士經常將躁期視為具有高度創造力的時期。如果不接受治療，躁期平均會維持四個月，而有些患者會在之後懷念起這段情緒激動、高昂的時期。治療急性躁症時，多半仰賴所謂的情緒穩定劑、鋰或者其他藥物。這些藥物也能預防雙極性情感障礙，對於階段性的重鬱症也有相當好的療效。它至少能在約七成的病例中看到功效，讓憂鬱期的頻率降低、舒緩症狀以及縮短其長度。該發現對當代精神病學來說，是一項重大成就。終於有藥物經證實具有預防功效，這是人們期待已久的事。我記得有一位經歷重鬱期的患者，在鋰的影響下恢復健康的例子。後來她出現腎損傷，所以內科醫師停用了鋰，這位女病患再度病得很重。在康復之後，她堅持恢復用鋰。她清楚整個情況，但願意冒著腎臟損傷的風險，就為了不再重返可怕的憂鬱症。不過也有從躁期中康復的病患決定停藥的例子，因為他們在灰撲撲的日常生活裡，嚮往著再次生氣蓬勃的日子。

對躁症患者而言，正常人與其沒什麼道理的規則才是真正的問題所在。因為規則對每個躁症患者來說，都是暴行，然而正常人往往試圖讓他們接受各種教育。不過這卻是擾人的無知之舉。因為躁症患者當然知道該如何行事，他不需要學習這些，他很清楚規則，甚至太清楚了。他只不過希望能有機會打破這些規則。在一切爆發的高昂情緒中，他不希望受到任何人事物的約束，特別是那些無聊的正常人。因此在和躁症患者相處時，應該多些包容，別去挑戰終極的框架條件，而在特定範圍內，給予他的躁症行為一些自由。尤其當「雙極性」患者在經歷憂鬱期後，我們也會真心為他的好心情感到高興。雖說由內而外的重鬱症多半是單極性，如同人們所說，患者只經歷過憂鬱的情緒侵擾，然而也有兼具躁鬱期的雙極性患者。只有躁期而沒有鬱期的患者，是極少數的例外。相對開明的相處模式不僅能在治療時減輕患者的負擔，甚至可能讓他們更有動力，在下一次發作時提早接受治療。最佳情況是，患者不會受到可怕正常人的干涉，正常人也不會被躁症患者的挑釁行為所擾。偶爾正常人之所以對躁症患者的行為出現特別激動的反應，可能是因為這群病患做了正常人暗地裡想鼓起勇氣做，在現實生活中卻還沒做過的事。而躁症患者也不怎麼把正常人放在眼裡，因為反正他們堅信就自己的案例而言，精神科醫師徹徹底底醫錯人了，唯一的問題——這是全世界躁症患者的想法——當然完全在於正常人。

第十章　為什麼還期待上天堂：人類的變異

「靈魂生物的變異」（Variationen seelischen Wesens）是過去德國精神病學家用來稱呼其他心理特徵的說法。這裡指的主要是後天出現的疾患，以及奇特到讓患者本身或周遭的人因此受苦，而被稱為「病態」的人格。在面對這些疾患時，尤其需要良好的心理治療。不過嚴格來說，後天疾患比特殊的人格特徵擁有更高的治癒機率，因為心理治療多半只能做到讓患者和周遭的人，更能接受向來存在的特質。當然我們在描述以下各種精神疾患時，不會迷失於各項特徵的複雜細節，但這裡也應該談到所有的重點了。

1. 創傷、恐懼與壓力：扭曲的反應

每個人都有機會在生命中經歷某些事件，而導致精神疾患的發生。有些人比較敏感，有些人則否。然而只有當這些事件困擾人到某一程度時，才可能衝擊到所有人。德國的精神學界在過去尤其有不同的看法。人們堅稱，真正長期的精神疾病最終只能在腦

部器官損傷，或者由內而外——也就是由基因決定的情況下發生。如此一來，在折磨中倖存、罹患精神疾病的集中營受害者即使沒有被關進集中營也會生病。至於這些與實際集中營受害者接觸經驗大相逕庭的象牙塔學問，也讓精神病學家對自己所建立的僵化系統提出質疑。在諸多反對聲浪之下，最後終於推出所謂創傷後精神壓力障礙（PTBS）的概念。這個疾病可能在經歷恐懼、無助的重大事件之後來襲，例如戰爭、折磨、施暴、恐怖事件或挾持；而有時它留下的後果，甚至能從腦部外觀上看到。患者被迫不斷想起這個事件，它的畫面失控地向他襲來。患者變得退縮、緊張兮兮、睡眠失調、情感僵化。當然此疾患不僅來自於單一原因，心理的基本狀態也經常占有一席之地。我們知道有降低疾患發生機率的防衛因素，許多療法也因此帶來助益。除了專門的心理治療和精神藥物治療之外，還有一個奇特的方法叫眼動減敏與歷程更新療法（Eye Movement Desensitization and Reprocessing，縮寫為EMDR）。人們意外發現，快速的眼球移動有助於改善這項障礙。治療情況是：一名受過良好教育的精神科醫師站在病患面前，來回移動他的食指，病患的眼睛則跟著移動。如果有人不明就裡地看到這個情況，可能會想起這個廣為人知的說法——精神科醫師和病患也僅是有沒有穿醫師袍的差別而已。現在請您不要問我，為什麼它這麼有效，您也不需要問其他人，因為沒有人知道。精神病學就跟整體醫學一樣，是應用科學，只要被證明為有效的方法，我們都會採納，而眼動減敏與歷程更新療法的效果已經受到許多研究證實。

如今，鐘擺確實回到另一個極端。近年來人們認為，任何事情的背後都存在著創傷後精神壓力障礙。然而不是每次的車身損害都是創傷，不是所有的睡眠失調或令人不適的回憶，都是精神疾病的徵兆。就連在這裡，問題還是在於正常人，他們以自己的日常痲煩，再次奪走了真正病患的治療機會。

創傷後精神壓力障礙大概是人一生中所能經歷的事件裡，影響最為極端的一種。不過也有較輕微的事件，會帶來較輕微的精神反應，亦即在突發的人生事件之後，暫時出現的「急性壓力疾患」（akute Belastungsstörung）。「適應疾患」（Anpassungsstörung）維持的時間則較長，特別會出現在搬家、關係轉變，或嚴重的生理疾病之後。它並非前面所提及的內因性憂鬱症，重點反而在於外在環境的觸發。抗抑鬱劑在此處就跟對其他輕度憂鬱症一樣，鮮少有效果。

對於後天發生，且根據理論來自於兒時未解紛爭的精神疾患，精神分析學派稱之為精神官能症。其中包含了憂鬱性精神官能症、恐懼症及強迫症等等。對於在生命過程裡出了某些差錯的疾患，心理治療當然是決定性的療法。

恐懼幾乎在所有的精神疾患裡都扮演了重要的角色，當然這裡必須做出嚴格區分。人人都有的存在恐懼——對受苦、死亡和自身有限存在的恐懼——是完全健康的。如果有人在嚴重躁期時完全失去這項恐懼，情況將會非常危險。這些人在情緒高昂時，會不加思索地從行進中的車子前面跑過。所以世界上的確有所謂——健康的恐懼。然而也有病態的恐懼：人們因此受到更多箝制，各種奇特的身體感覺向上竄爬。這些感覺如果不是非常籠統，折磨人地在不特定的時間點出現，就是與特定的情況或物件有關。這些對特定事物的病態恐懼，被稱為恐懼症（Phobie）。其中包含社交恐懼症，也就是與人相處的恐懼、電梯恐懼症、動物恐懼症、剪刀恐懼症等等。通常有一個觸發事件與時間點，症狀則由此發展而來。治療的方法各有不同，在抗抑鬱藥物療法之外，行為療法尤其獲得認可。治療師會跟患者一同搭乘電梯，直到他不再對電梯產生恐懼為止。害怕，亦或是恐慌，是恐慌症的特徵。恐慌症發作是個基本事件，它經常伴隨對死亡的恐懼。患者的血壓升高、心跳瞬間加快到喉嚨、冒汗、顫抖、不安等等。這種狀態每次大約會持續半個小時。藥物治療和認知行為療法也能在此處發揮功效。

強迫症是一種特殊疾患。我曾經治療過一名年長的女教師，一位非常善感、聰穎且社交活躍的女性，她將自己的生命完全奉獻給學生。數十年來她罹患了一種強迫症，每次離開家時，她就必須一再確認門是否鎖了。在路上總是必須折返，因為她認為有人受了傷，躺在路邊的壕溝裡。她在家裡重複執行費時的強迫儀式，而這些事情占據了一天裡大部分的時間。她意識到這一切，毫無道理可言。這名女子的財產並不多，為什麼有人要來闖空門？而她沒看到路邊壕溝裡的人，是極不可能的事。經過這些強迫儀式之後，她的住處絕不會變得比較整齊，擾人的混亂反而更加嚴重。妄想症患者堅信自己的想法，以及奇特經歷所體現的真實；強迫症患者則知道自己強迫行為或觀念中的不合理處。然而如果他不順著這股強迫的力量，便會引發難以忍受的恐懼。重度強迫症將決定患者的整個人生。患者會發展出數小時持續的清洗儀式，如此徹底地清掃住處，直到一切都被摧毀的地步。他們當然不再能工作，全家人都必須配合此儀式。這些公寓裡正上演著真實的悲劇。

強迫症難以治療，但藥物和行為療法卻絕對有效。那名年長的女教師在過去接受過許多心理治療，卻從未出現持續性的效果。直到經過某些抗抑鬱藥物的治療之後，生活才出現轉機。強迫症並未完全消失，但生活品質已經有了顯著的改善。

2. 吃、喝與性：當需求失控

在某種程度之下，恐懼是健康的。在尚未達到強迫症的程度之前，對秩序的愛好也都可以被接受。吃、喝和性也對生命有所益處，然而就跟所有事情一樣，它們有時會過量，有時則太少，或者準確地來說，人們因為攝取量的不適當而生病。其中最激烈的是厭食症（Anorexie）。

它是所有精神疾病當中最致命的一種，有百分之二十的致死率。該疾病通常始於聰明的年輕女性，在青春期發展女性特徵時出現適應困難。她們吃得越來越少，偷偷嘔吐、吃瀉藥，並試圖透過劇烈運動來減重。她們發展出奇特的自我形象，覺得自己太胖，即使她們看起來就像沒吃飽一樣。在家庭中往往發展出，對所有人都極為累人的動態模式——絕望的家長希望拯救最終失控且相當機伶的女病患，避免她邁向眼前可見的死亡；患者則在生死的瞬間尋求平衡。治療過程多半漫長，不過一旦成功，便能阻止慢性自殺的發生，並將人生還給一名年輕人。相反地，也有過食症（Hyperphagie）。它的治療方法最主要也仰賴心理治療。當然並非所有的過重者都是病患，也不是所有體重過輕的人都生了病。最後，暴食症（Bulimie）是一種因食慾暴增所引發的失調，導致嘔吐以及過度關注體重的情形，而心理治療也是其中格外重要的管道。

在所謂身心失調的情況下，病患將過度關注身體，即使無法證明患者出現了生理障礙。如果情況嚴重，疑病症（hypochondrische Störung）患者將時時擔心生重病，並且堅信自己會因此死去。整個人生都繞著此事打轉。因此，這些人往往活到老態龍鍾，是因為持續管控之故。此外也有著重於特定器官的身心症——心臟焦慮症（Herzangst）代表隨時害怕心臟在下一秒鐘便可能停止跳動，此外還有害怕呼吸、消化等等的身心症。

最後是獨樹一格的恐醜症（Dysmorphophobie），罹患此病的患者即使長相完全「正常」，也深信自己看起來很畸形。情況甚至能惡化到引發妄想，使得患者深受其苦。而殘酷的「美容手術」則讓病患暢然無阻地在身上動刀，邁向自殺之途。身心症患者通常不會主動找上精神科醫師，有時患者也會長時間不斷地更換醫師，令所有家屬痛苦萬分。

關於性，許多玩法現今已不再被認為是病態。關鍵點依舊在於患者是否因為性而讓自己或他人受苦。心理治療是最好的解決辦法，然而現今已有藥物能治療性功能不足，當然性功能障礙或性功能亢進也是。至於變性跟性並沒有多大關係，它主要跟擁有與生理性別相異的性別認同有關——認為自己是女人的男人，或者認為自己是男人的女人。患者為此所承受的痛苦，可能極為巨大。治療可能會到動手術的程度。當然手術無法將男人變成天生的女人，反之亦然。這裡動的主要是美容手術，有些時候它能減輕患者的痛苦。性事問題對這群病患而言，位居其次。某些其他行為也可能失控，讓人受盡折磨。為人所知的是病理上的縱火行為——縱火癖（Pyromanie）；病理上的偷竊行為——盜竊癖（Kleptomanie），以及病理上拔毛髮的行為——拔毛癖（Trichotillomanie）。不過當然也有非病態而心懷不軌的縱火、非病態而魯莽的偷竊，以及非病態而在盛怒之下粗暴拔頭髮的行為，然而這些症狀卻無法醫治，因為不幸的是，它們很「正常」。

3.化身博士：精神病學的戲碼

此外還有傑克博士與海德先生（譯注：傑克博士和海德先生為羅伯特．路易斯．史蒂文森〔Robert Louis Stevenson〕的知名小說《化身博士》〔*Strange Case of Dr Jekyll and Mr Hyde*〕中的人物。喝下特殊藥劑之後，白天充滿善心的傑克博士將在夜晚化身為邪惡的海德）所代表的多重人格，以及心理因素所引起的癱瘓、抽搐和「著魔」狀態。這群奇特的集合是所謂的解離症（dissoziative Störung）。該病症在過去已經引起廣大的社會關注，它往往是很好的電影題材，但實際發生的機率卻相對低微。有些人在經歷重大事件之後，能夠「切割」所謂部分的意識，就像這些部分不屬於他一樣，因而出現特定的障礙。至於切割得多完全，也就是這些奇特的狀態有多接近意識，往往是我們無法確知的。無論如何，這些最終或多或少自動發生的現象，大幅限制了患者的生活品質。有同理心的治療師應該為患者搭建橋樑，讓他得以脫離病理上的特殊行為，並回歸大致來說正常的反應。

有一天，主管叫我們去診視一名病人。患者在前來就醫時，右手臂出現癱瘓。神經方面沒有檢查出任何問題，右手臂的反射就跟左手一樣活躍，觸覺與正常無異；也就是說，所有神經和肌肉的功能都完好無缺。然而患者卻誇張地展示他的「癱瘓」。不過跟「癱瘓」有關的各個肌肉根本不是由某根神經負責，該病患的癱瘓方式，看起來就跟一名醫學門外漢試圖想像「手臂癱瘓」是怎麼回事一樣。這名年輕人在工作上遭遇困難，所以才出現癱瘓的情形。經過暗示性的勸導之後，該名病患終於能漸漸移動那隻手臂。一小時後，驚悚終於結束。我們不能說這名病患是在冷靜的衡量下策畫了這一切，但整件事情也並非完全與意識無關，因此我們也才得以透過暗示性的話語影響病患。

並非每個人都會有如此反應。有這般反應的人，可能是在壓力極大的情況下，出現這類現象。某些治療學派致力於了解這些障礙所代表的象徵意義——當患者顯然不想再看見某些事物時，心理因素會讓完好無缺的眼睛失明；當患者不想踏出特定的人生步伐時，心理因素會導致健康的雙腳無法行走；如果患者不想或無法記起某些令人羞恥的事件，則會出現心因性的記憶障礙。病患會下意識地將精神疾患，以象徵性的方式表現於外。

而所謂的「迷遊症」（Fugue）患者並非癱瘓，反而恰恰相反——他會突然跑走，但不僅僅如此，而是從生命裡消失數天或數週。家屬不知道他人在哪裡，而他會在數天或數週後發現自己身在某處，有時離家數百公里遠，卻幾乎完全想不起來，或對他的漫遊僅有著模糊的印象。這些案例經常出現在報紙上，就如同心理因素所引起的失憶一般，患者會突然失去所有記憶，連自己的名字都不記得。

此外還有心因性的抽搐，它們看起來往往比「真正」的癲癇發作還要戲劇化。如果用攝影機記錄發作過程，便會在慢動作播放時發現，患者在倒地前會先支撐自己，避免受傷。不過我們不能斷言這是單純的刻意欺騙，因為這些病患的所作所為，就跟所有解離症患者一樣，並非經過深思熟慮後的決定。尤其奇特的是剛賽症候群（Ganser-Syndrom），患者會「扮演瘋子」。他的回答尤其瘋狂，總是差一點而文不對題。

最精采的診斷要稱得上是「多重人格」了。患者會展現兩個以上的人格，它們交替出現，並不知道彼此的存在，多半擁有各自的聲調、記憶，簡言之就是有獨立的身分。病患因而能引起高度關注，構成整體來說相當複雜的關係，令治療師嘖嘖稱奇。不過就連患者自己也很少能清楚察覺這場戲。在遇到所有這類型的障礙時，相對於症狀的問題，患者的自由格外迫切。治療師往往必須在狀似演出來的障礙所引發的惱人情緒，以及意識到患者最終也找不到出路，還經常深受其症狀所苦，這兩者之間取得平衡。當然最重要的是，避免過度關注症狀，積極、努力地尋找有用的應對策略，將對於減緩患者的困境以及病人的照顧有所助益。

4.極端的人與最後的人：正常人如何「發明」幸福

以下的現象在外向的人身上並不罕見，他們傾向於將內心世界翻出來給別人看。這類型的特質在過去被稱為歇斯底里，然而「歇斯底里」一方面來自於特定的治療流派，亦即精神分析，另一方面也淪為髒話，導致人們後來用「戲劇化」（histronisch）一詞來形容這類型的人格異常。現在兩者幾乎是一樣的意思。這裡又再度出現精神病學的哀歌，正常人一再地誤用診斷，那些僅是為了幫助病患而使用的字眼，卻被拿來歧視他人。

「精神變態者」（Psychopath）一詞也是。它的本意是，因自身人格特質導致自己或他人受苦的人。他們可能是尤其會出現於重大災難中的難纏角色。「沒發作時，我們會檢查他們，發作時則由他們統治我們。」一位知名的德國精神科醫師曾經這麼形容精神變態者。過去的情況也確實是如此。因為傳統的精神病學研究只會描述人格異常，而不會提供確切的治療方法。在面對惱人至極的特質時，我們可能會想，親愛的上帝創造這些人，是為了讓我們得以期待天堂……好了，偏見到此為止！一旦我們了解，這些惱人或甚至可惡的反派角色、怪異的討厭鬼和奇特的怪胎過去是什麼樣子，對於他們現在的模樣便會有不同的看法。因為他們一開始在我們身上所引起的反感與不適，也會不斷讓周遭人有同感，而那些人當然會讓他們察覺到這點。這樣的生活想必很辛苦，因此我們能夠理解這群人，甚至對他們寄予同情。所以精神變態應該是個有同理心的詞，它將這些偶爾有點難纏的人所承受的苦痛，擺在重要的位置。

人人都有其獨特之處，這是件好事，我們不能因此歧視他人為病態，或者生了病。然而根據經驗，有些怪異至極的人格特質會讓患者本身或周遭的人相當痛苦——只有在這個時候，診斷才合理。在所有精神疾患者當中，精神變態是最接近正常人的，因此正常人才對他們恨之入骨。精神變態者以他們尖銳而多方發展的特點，干擾了平凡、無聊且一成不變的生活。正常人對此特別反感，所以他們格外厭惡「精神變態」一詞；他們將藥品轉變為武器，並試圖以「精神變態」的字眼彼此傷害。這個立意良好的詞語最終無法以它本來的目的被使用，所以現今我們寧願說「人格疾患」（Persönlichkeitsstörung），可惜它聽起來太像專業術語。基本上，人格疾患是從童年時期便出現的較為激烈的人格特質，它會帶來痛苦。它對患者和周遭的人來說，都是棘手的異常特質，而這些特質源自於人類的「固定模式」。當然我們無法完全扭轉這個模式，但心理治療卻能成功協助患者面對這些性格特質，或許他們能因此拓展某些生命面向，並在其中得以自在，而非不安地引人注目，最終也能將發生的災難處理得更好。

那些因「歇斯底里」、「戲劇化」、「渴望認同」、「情感外顯」、「外向」或者大抵類似的原因紊亂失常的人，可能因為個性傾向創造性的混亂，而在檔案室裡感到綁手綁腳，並將裡頭的主管逼瘋。大家都知道，這是行不通的，到達沮喪的程度就該停了！然而，同樣一個人卻可能在舞台上慶祝絢爛的成就，讓自己和觀眾樂在其中。良好的工作諮詢可能是最好的治療。相反地，一名擁有「強迫性」人格、過度愛好秩序的人，卻可能是檔案室或會計部門的大福音。然而如果他以自身精確、笨拙又枯燥的方式登台，導演將會舉槍自殺，觀眾們也會跑出劇院吧！

還有另一種逃避恐懼的人格障礙，它是「厭惡恐懼」的極致——依賴型人格疾患。比方說永遠的媽寶、總是不信任他人的偏執型人格疾患，和「類精神分裂性疾患者」——它和精神分裂毫無關係，患者只是有些過度孤僻而已。最後還有「反社會型」人格疾患，法院尤其需要處理他們的粗率行為。許多人認為，這類型的人格疾患者無法接受任何有效的治療。在這個範疇裡，精神科醫師提出各種不同的分類。最常被使用的是由世界衛生組織提出，至今仍有效力的架構ICD-10，裡頭僅僅少了情緒不穩定的人格疾患，亦即衝動型及邊緣型人格疾患。衝動型的患者就是過去「易受刺激的精神病患」。

過去幾年來，「邊緣型人格疾患」常被人提起。患者位於「邊緣」，也就是介於精神官能症和精神病患之間。他們從未完全失去穩定的自我，亦即從未真正出現精神病患的癥狀，但患者的自我卻又極度焦慮。邊緣型患者往往受苦於相當激烈卻又變化無常的關係。他們被向上竄升和墜落深處的自我情緒所拉扯，總是處在緊繃的狀態之下。有時他們的自我價值感會跌落谷底，並一再被自殺的念頭糾纏著。他們鮮少有自我感受，所以才畫下痛苦的刀痕，至少這讓他們有所感覺，也藉此釋放令人難以忍受的緊繃感。和邊緣性人格疾患者相處非常辛苦，不僅是他們的情緒偶爾會分裂，他們也分裂了周遭的環境。

如果聽見某間病房的工作人員出現紛爭，有時候我會問，那位邊緣型的病患叫什麼名字……像這樣分裂的情形發生得非常微妙。一位以難纏出名的女病患在和新來的護士單獨對談時透露，她，這位新來的護士，是第一個能讓她敞開心房的人，她多麼了解她，能傾聽她說話，她所說的話讓她受益匪淺。病房的另一個看護就不這麼厲害了，她做得沒這麼好……這位新來的護士可能會說，她雖然一直都知道自己不錯，但從來沒有人這麼了解她，將她說得這麼好，至於那些同事，沒錯，他們也不總是那麼厲害……這名護士雀躍地回到家，在那之前她還向某些已經被惹毛的同事提出一些她自認為有建設性的，關於如何跟難纏病患相處的建議。所以她在同事間不那麼討人喜歡，同事們暗自咕噥，說她已經知道該怎麼做了，不應該來管閒事。隔天當她回醫院見到這名病患時，卻不明就裡地狠狠吃了閉門羹。當她追問原因，病患便破口大罵：「像您這樣的人我真的從來沒遇過，我敞開心胸和您聊天，您卻沒多做些什麼，只自顧自地和同事聊了那麼久的天，再也不關心我。您在我遭遇困難的時候，放任我孤伶伶一個人。我不會再跟您說任何一個字了……」昨天還飛上雲霄，認為自己是最厲害的人，現在卻發生這種事！這樣的擺盪對邊緣型人格疾患者來說很正常。我們必須隨時記得，該疾患主要對患者本身造成相當大的困擾，但對周遭的人來說也是。

來自美國的瑪莎・林納涵（Marsha Linehan）為這類型疾患建立了現今最受認可的治療形式，它有個複雜的名稱叫做「辯證行為治療」（dialektisch-behaviorale Therapie）。這個以行為療法為導向的計畫，試圖讓病患在日常情況下對自己和他人更有安全感。然而治療過程卻往往漫長而且困難。邊緣型人格疾患的患者絕大多數為女性，且人數過去幾年來大幅增長。在我剛開始擔任助理醫師時，大約一年會遇到兩個這類型的病例，現在有時一週就有兩個。為何這個特殊障礙會如此大幅度地成長，我也不清楚。當然人們對此有不同的理論，比方說精神分析認為邊緣型人格疾患是所謂的早期疾患，它會出現於孩童發展的最初期。原因是孩子不覺得自己以完整的方式被接納，導致邊緣型人格疾患者對於存在的不安。

此外根據精神分析理論，病態的自戀也是一項早期疾患。這些人在內心深處，也不認為自己真的被接納。他們極容易受傷，基本上只對自己感興趣。他們近乎成癮地一輩子尋求愛與關心，然而他們強求來的許多愛和關心，卻永遠也不夠。某些公眾人物在閃耀的鎂光燈下，帶著僵化成面具的永久笑容，迫切地尋求掌聲，私底下卻受此悲劇性的疾患所苦。然而這種被噤聲的痛苦，在名人界幾乎已是家常便飯。

在本章的結尾，我要再次提醒，所有健康的人都僅僅是「被認定」為健康，就連您我也是。並非所有不太穩定且衝動的人，都是邊緣型人格疾患者；並非所有在舞台上令人驚豔的表演者，都很「歇斯底里」或者「戲劇化」；並非所有仔細整理檔案的人，都有強迫性人格。然而我們也知道，這些繽紛的人格特質存在著尖銳的誇大成分，尖銳到足以傷害患者本身和周遭的人。只有真正的痛苦出現，他們才有心理治療的需求，也因此必須做出診斷。然而如果情況並非如此，卻四處診斷，藉此希望所有不正常、特立獨行和引人注目的人都能回歸政治正確的社會常規，那麼將如同尼采先前的想像，人類將走往憤世嫉俗的末途：

「地球因此變小了，上頭跳著最後一個人，他讓一切都變得很小……人們很聰明，知道過去發生的所有事情——如此一來便沒有盡頭能供人嘲笑……人們在白天有自己的小小樂趣，晚上有自己的小小樂趣——但他們崇尚健康。『我們發明了幸福。』世界上最後一個人這麼說，然後眨了眨眼。」

眨著眼大批現身的人群所擁有的最終勝利，擊敗所有親切繽紛的獨特個體，這是無趣的短淺目光所贏得的勝利，是政治正確的思維及行動的獨裁，獨一無二的人類墮落至灰色的平庸潮流。看來這個風險並不太低。

終曲

因此我們來到旅程的尾聲，穿越擁有無限可能的國度，裡頭包含所有親切、奇特、與眾不同、充滿幻想和色彩的人們，他們住在我們的精神科部門和醫院，也是昨天在公車或火車上坐在您對面，您卻沒特別注意的人。他們絕大多數只在生命極為短暫的階段裡生了病。另外其實不是「他們」，基本上是「我們」所有人，因為每個人都可能在剛出生、青壯年或生命即將告終時罹患精神疾病。因此現在該是時候，讓所有人以好奇、尊敬和開放的心態，面對一輩子或只有暫時活在所謂正常、甚至是超越正常邊緣的人。

根據精神分析的說法，當部分的生命歷史或個人多樣化的精神存在從自身脫離，人們便會罹患嚴重的精神疾病，彷彿這些部分很陌生，不屬於他們一樣。人類社會也同樣糟糕，發瘋的人直接被排除在外。最好的情況不過是，人們花錢將病患送進專屬的封閉機構，接受專業的照顧，自己則獲得可怕、僵化及故步自封的「正常」形象，但該形象不過是門面罷了。一個以這種方式自我懷疑的社會並不自主，也不平靜。只要在此門面上抓一下，民眾便覺得不堪其擾，蠢蠢欲動。這樣的社會極有可能邁向「正常」獨裁的道路，以單純的口號掩飾自己的不安，無情地打擊所有不正常的人事物。「正常是輕微的智障。」這個原本只跟人類智商有關，由一名精神病學家在變得瘋狂的二十世紀所提出的名句，像幽靈般遊蕩於現今閃耀的諷刺之中。總之，二十世紀的極權主義者發明了這些工具，並試著透過它們打造「正常」的獨裁政權。即使這些政體在體制競爭時，被證實為過度虛弱，而它的內容恰好落入歷史的垃圾堆——但人們得以透過現代的手法統一整個社會，此事將永遠留在人類的記憶裡。如今我們是否也走到這個地步？哲學家已經提出抱怨，我們早已無法像五十年前那般自由地談話，政治正確緊抓生命各個面向，宣傳無情地吞噬那些不受外界要脅，而依然說出不能說的真話的人。

精神疾患者正是這麼做。他們不讓自己被同化，允許自己想法瘋狂，並讓死板的傳統崩毀。因此他們幫了我們一個大忙：透過給予社會多元的人性樣貌，讓社會的人性溫度保持在冰點之上。精神病患不僅是一般而已，他們已經超越了一般；豈止跟我們同樣平凡，他們還超脫平凡。沒有任何與人性有關的事物，是他們不熟悉的。如果人們以此觀點移開阻擋在正常人與他人之間的隱形櫃子，將有機會看見另一個親切繽紛的世界。它比較混亂，但更充滿幻想；它更嚇人，但也更接近存在；裡頭有更多痛苦，不過不像拋光後盛行的常態那般憤世嫉俗。

那裡會有野心勃勃、虛榮的成功人士，他們因失智症而在成年後第一次需要協助，但也是生命裡第一次看起來真實動人。那裡有凡事要求正確、敏感的成癮患者，他們終其一生不斷尋找一個不會羞辱、輕視和傷害他們的人。他們在昏沉的狀態中，嚮往逃脫這個對其敏感而言，過於輕率的世界。還有明智的精神分裂症患者，他們住在許多個奇幻世界裡。他們有禮貌地拒絕周遭一致化的糾纏，並且不會強迫任何人聽他的祕密。臉皮薄的人雖然與眾不同，但對於我們認為不值一提的事物卻更加敏感。令人震驚的憂鬱症患者害怕地望著存在的虛無，他們在生命的某段時間裡失去生活能力。他們將視線從所有提出質疑的人類古老經驗上撇開，從絕望的罪惡感、存在的威脅上撇開，也從無可救藥的恐懼上撇開。社會在他們之上的深淵邊緣跳舞，看不見真正的問題；而奇怪的是，這種盲目卻被認為是正常。那裡還有迷人的躁症患者，他們帶著扎實且毫不掩飾的活力，置身於因死氣沉沉的儀式而僵化的正常社會裡。即使他們有誇大妄想，卻依然能暢然無阻地說出真相，就像有時小孩子的作為一樣。他們也因此能突然精采地揭開所有「正常人」的虛情假意。那裡還有被丟出預設人生道路的人，他們搖搖欲墜，以標上生命印記的方式尋找自己真正的道路。這條道路經常在度過痛苦階段之後，通往更大的豐盈以及更深的自在。最後還有尖銳的人們，持續讓自己和他人感到不安。他們一點也不正常，但嚴格來說也沒生病。他們將顏色帶進一成不變的生活，而這些激進分子、誇大者和過於有稜有角的人，正是偶爾會受傷，同時又鮮少受到關注的人。親愛的上帝是否刻意讓這些人不一樣，好讓大家依舊期待上天堂，只因為那裡不再有精神變態者？或許到時候，我們會認為這些特殊至極的人很棒。或許天堂裡的混亂充滿趣味，住著罹患精神分裂症、躁症、精神官能症和精神變態的病人，但不再有人因此受苦，尤其不會有精神科醫師以死板的診斷包裝這些特點。

如果不是普通人，而是特殊的人格該被永遠保留，那麼天堂裡可能甚至沒有任何正常的人事物，而只有與眾不同；沒有標準化，只有真實；沒有中庸，只有驚豔。那麼〈在天堂的慕尼黑人〉（*Münchner im Himmel*，譯注：為巴伐利亞作家路德維希·湯瑪〔Ludwig Thoma〕於一九一一年所寫的諷刺短篇。主角為一名慕尼黑車站員工，上天堂後想喝啤酒卻不得其門而入，也無法做好被分配彈豎琴的工作，最後改去傳福音，卻在下凡後於啤酒屋買醉，忘記自身職責，而導致巴伐利亞政府至今仍在等待來自天堂的福音）或許會覺得非常自在，不會因持續的哈利路亞歌聲而感到無助。

然而一個多彩多姿的天堂，卻從來沒有離我們的地球這麼遠過。所有守規矩的正常人馴化了我們，生活也被一致化了。現在全世界的旅館看起來都一樣，領帶跟西裝也是，就連世界各地人際之間的相處模式也都相同。基本上新奇的事物只會出現在博物館。只要是令人不悅的東西，都會以某種心理因素被排除，或者最好把他們關進精神病院。正常人忽視精神病患，同時又草率地以有效的手段將他們妖魔化。

常態暴政活在「正常將永遠存在，異常卻浮動易逝」的巨大妄想中，然而情況卻可能正好相反。因為正常人並非確實存在，他們僅僅是真實世界的背景。基本上他們並不存在，因為他們沒有實質內涵。關於永恆的問題是從人類的獨特性而來，如果仔細探究，便會察覺每個人的特殊之處。甚至可能在受人推崇的常態面紗底下，發現所有「正常病患」長久遺忘的生動顏色，而這些獨特的色彩讓人想起身為一個人是什麼樣子。

但在正常化的社會裡，這層面紗卻往往厚到讓人無法分辨顏色。只有這些與眾不同的人，能提醒我們所有人背後的真實樣貌。「正常」的反面並非「病態」，而比較接近「特殊」。在這群特殊人士裡，有些是可被治療的病患，有些是長期需要協助的障礙人士，其餘的則繽紛地遊走於社會邊緣。

中世紀和近代時期曾經推崇過這些人物。如果讀過《中世紀之秋》書中紮實多彩的生活報告，或者景仰維克多・雨果在文學作品《鐘樓怪人》（*Notre-Dame de Paris*）裡描述的精采人性劇碼，和朱塞佩・威爾第（Giuseppe Verdi）悲劇性的愚人劇作《弄臣》（*Rigoletto*），可能會一時懊惱自己無法與當代人物共同經歷那段驚人的激烈時期。超越時代的強烈對比和深層陰影並不會被低估，然而那些懂得狂歡的人所持續發出的噪音，依舊刺穿我們的耳朵。人們永遠無法確知，是否下一刻就會遇見死神，或者在人生最後的片刻將是怎樣的狀態。此後過了許久才有人發明閒聊；過了很久才有人發明現今從搖籃到墳墓的各個場合都無法避免的標準化開胃小菜；過了很久才有儀式化的固定談話——裡頭空話連篇，卻沒有任何意義。確實，那個時代的人也會犯下惡行，但犯罪的手法強而有勁，並非照本宣科。最厲害的罪犯也是最能激發想法的人，方向有好也有壞。

當時的人大概不需要特地尋找這些異於常人的人，然而現今他們依舊存在——這群有那麼點特別的人。時至今日，他們依舊為生命提供香料佐味，豐富生命的價值。

我們真的醫錯人了嗎？答案是肯定的，卻又不完全正確。如今精神病患擁有許多良好的治療方式，這是一種福分。如果所謂的治療不僅是醫學上的療法，那麼事實上，許多正常人比少數的病患更需要悉心的「治療」。我們不應該讓他人為所欲為。透過選票和諷刺，我們能成功地讓瘋狂與愚蠢的正常人知道何時該收手。或許正常無比的瘋狂和愚蠢能夠稍微消減，而各式各樣的特殊人物能為世界帶來更多色彩與生活樂趣。

您在本書接近尾聲時或許會問，自己到底正不正常？這點我可以幫您，親愛的讀者。「這裡誰才是正常人，由我決定！」有時我會在我的醫院裡這麼說——當然我得事先確定聽眾具備幽默感。因此我在這裡鄭重宣布，我認為親愛的讀者您，並不正常。根據我堅定的信念，您必須被歸類為特殊的人。因為會買書的人已經是少數，還會看書而沒有把它送人的人，就真的不正常了。別擔心，如果您已經成功地閱讀一本書到現在，就鐵定不是正常人。換句話說，如果我們的問題真的在於正常人：親愛的讀者，因為您的關係，人類不會有任何問題……。

後記

本書聲稱要呈現精神病學與心理治療的重點，這個計畫確實棘手。因為如同人們所說，世界上心理療法眾多，而有多少心理治療師，就必定有多少不同的看法，這些看法也在該領域內占有一席之地。因此我主觀地做出篩選，這些選擇碰巧跟我在精神病院超過三十年的工作有關。特別主觀的大概是心理療法概論，它跟我本身的生命故事關係重大；不過我仍試著描述精神病學與心理治療的整體樣貌，介紹最常見、重要的疾患。本書並未提及兒童與青少年精神病學，因為它們已經成為獨立的學科，對此我並沒有經驗。本書也未提到智能障礙，當然智能障礙人士也可能罹患精神疾病，而該疾病也會受到智能不足的影響。不過智能障礙與精神病學並無關聯，大型的「瘋人院」長久以來將這兩個領域混為一談，導致精神病學的形象長期受損。

此外我還必須向心理學家們道歉，為了簡化之故，我在書中僅提到精神科醫師。在許多問題上，受過心理治療訓練的心理學家，能力比精神科醫師是有過之而無不及。他們唯有不能進行生理檢查，也不能開藥品處方的差別而已。我的分類大致上依照新版的

ICD-10，這是世界衛生組織提出的分類標準，對學術研究有莫大的幫助。本書也利用某方面來說較為易懂的所謂過去德國「精神病學三分法（das triadische System der Psychiatrie）」的優點。由於要了解精神疾病，尤其是精神病患，光靠描述是不夠的，所以我努力透過許多患者的故事，為精神診斷添加血肉。為了維持匿名性，我當然也將故事改寫到無法辨識的程度。

我還要跟所有的正常人道歉，書裡頭的描述確實有些激烈和偏頗。不過我們只能跟確實存在的人道歉，而我在本書先前解釋過，所有這本書的讀者都不是正常人，在我身邊認識的人當中，也沒有人是我在仔細觀察後，會罵他是「正常」的。這是個缺少實際傷害的道歉。沒有人只是正常而已，如果「正常」並不適合永恆，那麼它就僅只是暫時的行為模式，人人都能避免，包含您我在內。本書希望點出這種「常態」的危險，但當然不會對其中的祝福緘默不語，因為在生活中我們仰賴大部分的事物「正常」地發生。唯有如此，我們才能找到力量和空暇去珍惜那些特別的事物。最後，精神科醫師有權利以更合理的角度看待患者的可愛之處，而不僅僅是將箇中的辛苦分門別類。精神疾病對患者而言，當然一向代表著辛苦，而對周遭的人來說也是如此。

如果有人在看完本書的描述之後，認為一切「沒這麼簡單」，我們「必須區別得更細微、描述得更仔細」，我想在這裡做出解釋——我直截了當地同意這樣的看法。不過得把「必須」改成「可以」。因為範疇廣泛的精神病學教科書已經夠多了，如果將目前最知名的那本從一公尺高的地方丟下去，它重到可以將跖骨砸斷。從意外手術的角度看來，本書一點也不危險。它比較像是杏仁糖，而不是蛋糕；是開胃菜而非有飽足感的配菜。本書是為了希望在精神病學和心理治療上獲得全面概觀的非專業人士所寫。再次檢驗本書的屠夫能看得懂，讓我放心不少。只有愚蠢正常人的「生活圈」（Sinusmilieus）一詞讓他遲疑。他在字典上查到這個字跟「洞穴」有關，因此他推測「生活圈」跟封閉洞穴有關，我覺得這樣的解釋很合理。

想要更深入了解的人，當然有眾多專業書籍可以參閱。關於個別的精神疾病，也有淺顯易懂的手冊供病患和家屬閱讀。尤其還有病患和家屬建立的優良自救團體，他們的專業知識甚至經常比某些同業人士更豐富。我們這群業界行家必須在精神病學與心理治療的領域內，以開放且帶有批判性論點的方式作出回應。比方說，患者在詢問治療師受了何種訓練之後，接著詢問他計畫使用哪種心理療法，其效果和副作用為何，這該是件理所當然的事。因為精神病學與心理治療的運作並不像古老的精神病學笑話一般：某路人問一名精神科醫師：「怎麼去車站？」他回答：「我也不知道，不過幸好我們談論過這件事了。」

人們尤其不該太過於關注患者的心靈，這不是疾病存在的理由。也不該一直想到他的精神科醫師，最好在某個時候將他忘記。解決導向的意思也就是，將患者和精神科醫師分開來。醫師所做的事情不過是以巧妙的方式讓病患重新獲得自身能力，並藉此脫離問題和治療關係罷了！一位期待收到病患感謝信的精神科醫師，並不了解自身職責中很重要的某一部分。然而如果他收到了，也不應該感到太過悲傷。精神病學和心理治療只是傳達有用的方法，以減輕或消除暫時的疾患。它是件極為受限的差事。精神科學不會告訴您通往幸福的道路，當然奧多．馬誇德（Odo Marquard）的名言在這裡也受用：「這句話聲稱，意義永遠是人們允許的無理。」如果全國各地的諮商書籍和圖畫書報被心理學雜談所占據，那麼這個領域可能存在著風險，赫胥黎預先對整體醫學提出的警告可能成真：「醫學將進步到不再有健康的人。」

國家圖書館出版品預行編目資料

你瘋了：不正常很正常，「正常人」哪裡出問題？／
曼弗烈・呂茲（Manfred Lütz）著；廖家絨譯. -- 一
版. -- 臺北市：臉譜，城邦文化出版；家庭傳媒城
邦分公司發行, 2014.01
面；　公分. --（臉譜書房；FS0033）
譯自：Irre-Wir behandeln die Fslschen: Unser Problem
sind die Normalen - Eine heitere Seelenkunde
ISBN 978-986-235-313-4（平裝）

1.精神病學　2.精神疾病治療　3.心理治療

415.95　　102025780